T0240850

Väter und ihre Söhne

Alexander Cherdron

Väter und ihre Söhne

Eine besondere Beziehung

2., überarbeitete und erweiterte Auflage

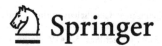 Springer

Alexander Cherdron
Facharzt für Allgemeinmedizin, Psychotherapeut und Psychoanalytiker
Wiesbaden, Deutschland

ISBN 978-3-662-60362-8   ISBN 978-3-662-60363-5   (eBook)
https://doi.org/10.1007/978-3-662-60363-5

Die Deutsche Nationalbibliothek verzeichnet diese Publikation in der Deutschen Nationalbibliografie;
detaillierte bibliografische Daten sind im Internet über http://dnb.d-nb.de abrufbar.

Springer
© Springer-Verlag GmbH Deutschland, ein Teil von Springer Nature 2017, 2020
Das Werk einschließlich aller seiner Teile ist urheberrechtlich geschützt. Jede Verwertung, die nicht ausdrück-
lich vom Urheberrechtsgesetz zugelassen ist, bedarf der vorherigen Zustimmung des Verlags. Das gilt insbeson-
dere für Vervielfältigungen, Bearbeitungen, Übersetzungen, Mikroverfilmungen und die Einspeicherung und
Verarbeitung in elektronischen Systemen.
Die Wiedergabe von allgemein beschreibenden Bezeichnungen, Marken, Unternehmensnamen etc. in diesem
Werk bedeutet nicht, dass diese frei durch jedermann benutzt werden dürfen. Die Berechtigung zur Benutzung
unterliegt, auch ohne gesonderten Hinweis hierzu, den Regeln des Markenrechts. Die Rechte des jeweiligen
Zeicheninhabers sind zu beachten.
Der Verlag, die Autoren und die Herausgeber gehen davon aus, dass die Angaben und Informationen in diesem
Werk zum Zeitpunkt der Veröffentlichung vollständig und korrekt sind. Weder der Verlag, noch die Autoren
oder die Herausgeber übernehmen, ausdrücklich oder implizit, Gewähr für den Inhalt des Werkes, etwaige
Fehler oder Äußerungen. Der Verlag bleibt im Hinblick auf geografische Zuordnungen und Gebietsbezeich-
nungen in veröffentlichten Karten und Institutionsadressen neutral.

Fotonachweis Umschlag: © tverdohlib / stock.adobe.com

Planung/Lektorat: Monika Radecki

Springer ist ein Imprint der eingetragenen Gesellschaft Springer-Verlag GmbH, DE und ist ein Teil von
Springer Nature.
Die Anschrift der Gesellschaft ist: Heidelberger Platz 3, 14197 Berlin, Germany

Vorwort

» Der Vater erhebe seinen Sohn zum Mitbesitzer, er lasse ihn mitbauen, -pflanzen
und erlaube ihm, wie sich selbst, eine unschädliche Willkür.
(Johann Wolfgang von Goethe, aus „Wahlverwandtschaften")

Die Geschichte der Vater-Sohn-Beziehung ist so alt wie die Menschheitsgeschichte – beginnt doch auch die Schöpfungsgeschichte am Tag 6 zunächst
mit einer Vater-Sohn-Beziehung. Vor allem die alttestamentarischen Schriften behandeln eine Vielzahl von generationsübergreifenden Vater-Sohn-Beziehungen und auch in der griechischen Mythologie, die einem sprachlich
und inhaltlich heute vielleicht schwerer zugänglich erscheint, finden sich
„Konzentrate" und Verdichtungen von Vater-Sohn-Konflikten, Zerrissenhei-
ten, Vaterarchetypen und Sohnentwicklungen – oft geglückt, oft jedoch tragisch endend. Literatur, Schauspiel, Oper und Film haben häufig Vater-Sohn-Dynamiken als zentralen Inhalt. Vater-Sohn-Beziehungen weisen
ein breites Spektrum auf: sie können fruchtbar verlaufen („Mein Sohn, eines
Tages wird dies alles einmal dir gehören") oder im Extrem in destruktiver Ent-
zweiung zwischen beiden Beteiligten enden („Auch du, mein Sohn Brutus").
    Verglichen mit anderen Forschungsfeldern in Psychologie, Psychotherapie
und Soziologie wurde dem Vater-Sohn-Verhältnis, dessen Bedeutung und
dessen Wandel in geänderten gesellschaftlichen Kontexten, in Forschung und
Literatur erst in jüngerer Zeit vermehrt Aufmerksamkeit geschenkt.
    Dies ist umso verwunderlicher, da Vater-Sein und Sohn-Sein, väterliches
Erleben und Handeln und das Handeln und Erleben als Sohn ja nicht nur
intraindividuell, im Dreieck von Vater, Mutter und Sohn oder im erweiterten
Familienverbund existent ist. Die spezifische Beziehungsdynamik, väterliche
Übertragungen und Sohn-Übertragungen – um die psychoanalytische

Terminologie und Theoriebildung zu bemühen – finden nicht nur im „Kleinen" ihren Niederschlag, sondern finden ihren Ausdruck vor allem auch in Systemen – in Organisationen, Mann-Schaften, in Staat, Kirche und Wirtschaft und umso mehr wundert, dass dieser „Blick hinter die Kulissen" in Forschung und Literatur lange nur stiefmütterlich vorgenommen wurde.

Was erwartet Sie beim Lesen des Buches, das Ihnen nunmehr in einer zweiten, erweiterten und überarbeiteten Auflage vorliegt?

Das Buch besteht aus zwei Teilen. Teil I wird zunächst eine Standortbestimmung vornehmen, d. h. die Aspekte beleuchten, die Männlichkeit, Vater-Werden, Mann-Sein und Sohn-Sein heute beinhalten. Hieran anschließend sollen Vaterrollen und -bilder im Laufe der Geschichte dargestellt werden. Es soll dann, untermauert durch aktuelle Ergebnisse der Väterforschung, die besondere Rolle des Vaters für die Entwicklung der Söhne dargestellt werden. Hierbei sollen phasenspezifische Entwicklungsschritte, klassische Konflikte und Spannungsfelder der Vater-Sohn-Beziehung über deren gemeinsame Lebensspanne „einfühlbar" werden. Betrachtet wird das ganze Spektrum von der „normalen" Entwicklung bis hin zu den, oftmals tragischen Folgen unglücklich verlaufender Vater-Sohn-Beziehungen. Es soll weiterhin nachvollziehbar werden, inwieweit Vater-Sein und Sohn-Sein ein lebenslanges Wechselspiel von Gefühlswelten ist und dass Väter und Söhne zeitlebens in einer, sich wandelnden Beziehung, in „Responsivität" zu einander stehen. Abschließend soll der Frage nachgegangen werden, wie weit sich Vater-Sohn-Aspekte heute auch in größeren, gesellschaftlichen Kontexten – etwa in Staat und Wirtschaftsleben – wiederfinden.

Teil II des Buches besteht aus einer Sammlung von Fallbeispielen aus Patientenbehandlungen. In mehr als 20 Jahren eigener psychotherapeutischer Praxis, haben sich „Konzentrate" an Vater-Sohn-Geschichten und „Klassiker" herauskristallisiert, die – ähnlich wie Sagen, Märchen oder Fabeln – typische Vater-Sohn-Entwicklungen charakterisieren. In den Fallbeispielen soll der Leser „erzählhaft" in mögliche Vater-Sohn-Dynamiken und deren Psychologie eingeführt werden. Die Analyse und Interpretation der Fallgeschichten erfolgt hierbei unter tiefenpsychologischer/psychoanalytischer Betrachtungsweise und der Schwerpunkt wird daher vor allem auf den unbewusst ablaufenden Prozessen liegen.

Das Buch soll leicht und mit Freude lesbar sein. Darstellung und Nomenklatur wurden so gewählt, dass es „normalen" Vätern und Söhnen – und natürlich auch Müttern – ein Ratgeber sein kann, der ein tieferes Verständnis der Beziehung zwischen Söhnen und Vätern ermöglicht und der „Fallstricke" aufzeigt. Ebenso können psychotherapeutisch arbeitende Kolleginnen und Kollegen sowie im pädagogischen Bereich Tätige das Buch mit Gewinn lesen.

In Zusammenhang mit der vorliegenden, zweiten Auflage, gilt mein Dank all denen, die mir Rückmeldungen gegeben haben oder auf Vorträgen und Seminaren über Väter und Söhne mit mir in einen Diskurs eingestiegen sind. Mein Dank gilt aber erneut zuvorderst Frau Monika Radecki vom Springer Verlag, deren leidenschaftlicher und hartnäckiger Ermutigung und deren wundervoller Begleitung das Zustandekommen dieses Buches zugrunde liegt und die mir im Rahmen der aktualisierten, zweiten Auflage ermöglicht hat, meine Gedanken und Ausführungen über Väter und Söhne erweitern und verfeinern zu können. Frau Hiltrud Wilbertz vom Springer Verlag danke ich für ihr engagiertes und verlässliches Wirken im Hintergrund. Mit ihr gilt mein herzlicher Dank auch Frau Dr. Monika Merz für das gewährende und empathische Lektorat. Direkt dahinter stelle ich meine Schwägerin Sabine Conrad, die das Manuskript in gewohnt zuverlässiger und mitdenkender Weise („Ich glaube, das hattest du schon mal weiter oben.") getippt hat. Mein Dank gilt ferner meiner Schwester Dr. Anja Cherdron-Modig, Herrn Dr. Johannes Gottwald, Herrn Dipl.-Psych. Werner Dinkelbach und Herrn Wilhelm von Sternburg für das aufmerksame Lesen des Manuskriptes und für ehrliche und bereichernde Kritik, ebenso wie Frau Dr. Silvia Oddo-Sommerfeld für ihren wissenschaftlichen Blick darauf. Herrn Dr. Jürgen Nebel und im ganz Besonderen Frau Alexandra Götze danke ich für erfrischende Anregung und Input. Schließlich danke ich auch noch meiner Frau Katrin Cherdron für ihre Geduld und ihr Verständnis dafür, dass ich dieses Buch samt einer zweiten Auflage schreiben „musste". Ich danke meinen drei Kindern dafür, dass sie so sind, wie sie sind und dafür, dass sie mit ihrem „Homer" Cherdron überwiegend gut klar kommen. Auch danke ich meinem Vater dafür, dass er mich Neugier und „Gerichtetheit" im Leben gelehrt hat und dafür, dass er so war, wie er war. Abschließend möchte ich meinen Patienten für über 20 Jahre Offenheit und Vertrauen danken, dass sie mir ihre Lebensgeschichten anvertraut haben, die ganz entscheidend in dieses Buch mit eingeflossen sind.

Wiesbaden   Alexander Cherdron

Frühjahr 2020

Inhaltsverzeichnis

Über den Autor

Dr. med. Alexander Cherdron Facharzt für Allgemeinmedizin, Psychotherapeut und Psychoanalytiker in eigener Praxis in Wiesbaden. Dozent, Lehranalytiker und Supervisor an verschiedenen psychotherapeutischen Ausbildungsinstituten. Weiterbildungsermächtigter Arzt der Landesärztekammer Rheinland-Pfalz für die Bereichsbezeichnungen „Psychotherapie" und „Psychoanalyse".

1

Einleitung

Das Thema „Väter" ist in den letzten Jahren „virulent" und – im wahrsten Sinne des Wortes – zu einem „Titel-Thema" geworden. Der *Stern* wählte das Thema als Titel-Geschichte, der *Spiegel* folgte ihm hiermit in seiner letzten Ausgabe des Jahres 2015 und die Ausgabe des *Süddeutsche Zeitung Magazins* vom 17. März 2017 trug den Titel „PAPA – Ein Väterheft". Im September und im Oktober folgten das *ZEIT Magazin* und das Magazin der *Frankfurter Allgemeine*. Auch erreichte das Thema den Titel-Status in zwei namhaften deutschen Sonntags-Zeitungen: War es im Oktober 2015 die *Welt am Sonntag* („Die Generation der Super-Väter"), so war es im Oktober 2016 – man höre und staune – die *BILD am Sonntag*, die ganzseitig auf der Titelseite fragte: „Sind Väter heute anders oder tun sie nur so?".

Zahlreiche Zeitschriften hatten das Thema „Väter und Söhne" schon vorher aufgegriffen: Das „hippe" Männer-Magazin *GQ* hatte eine regelmäßige Rubrik mit dem Titel „Mein Vater", in der Söhne über die Beziehung zu ihrem Vater schreiben. Eine derartige Rubrik fand sich auch im *Fokus.* 2016 erschien dann die erste Ausgabe des Magazins *Dad*, eine Zeitschrift, die seither regelmäßig publiziert wird, sich an Väter wendet und ausschließlich „Vater-Themen" zum Inhalt hat. Im Januar 2017 war das Thema schließlich auch im „Tatort" der ARD angelangt: „Väter und Söhne" war der Titel der Folge und das Drehbuch kreiste zentral um drei unterschiedliche Vater-Sohn-Beziehungen.

Es scheint darüber hinaus in den letzten Jahren auch aktuell zu sein, sich in Buchform mit seiner Vater-Beziehung auseinanderzusetzen. Es fallen hier zwei unterschiedliche Strömungen auf: Zum einen haben zwei Söhne prominenter Väter in Buchform mit zwei großen „Landesvätern" unserer Republik

© Springer-Verlag GmbH Deutschland, ein Teil von Springer Nature 2020
A. Cherdron, *Väter und ihre Söhne*, https://doi.org/10.1007/978-3-662-60363-5_1

„abgerechnet". Lars Brandt, Sohn des früheren Bundeskanzlers Willy Brandt, setzte sich in seinem Buch *Andenken* kritisch-reflektierend mit seinem Vater auseinander, ungleich schärfer tut dies auch Walter Kohl in seinem Buch *Leben oder gelebt werden: Schritte auf dem Weg zur Versöhnung*, das die Beziehung zu seinem Vater, dem früheren Bundeskanzler Helmut Kohl, zum Inhalt hat.

Ich halte es für bedeutsam, wenn innerhalb kurzer Zeit zwei Bücher, die eine „Demontage", das „Richten" des berühmten Vaters zum Thema haben, erscheinen. Hier kommt einem Franz Kafkas *Brief an den Vater* in den Sinn. Dieses kleine Büchlein, das ich sehr gerne auch Patienten zum Lesen gebe, ist eine bittere Anklage und Abrechnung Kafkas mit seinem Vater. Das Bemerkenswerte ist, dass dieser Brief 1919 verfasst wurde, Kafka ihn jedoch in einer Schublade liegen ließ – ihn also nie abschickte. Der Brief wurde erst 1952 postum veröffentlicht. Die kritische Auseinandersetzung mit dem Vater ist in den letzten 100 Jahren also offensichtlich öffentlicher und selbstverständlicher geworden.

Sigmund Freud schreibt in seinem Werk *Totem und Tabu*, dass sich bei Söhnen aggressive Rache- und Vernichtungswünsche (der „Vatermord") und die nachfolgende Trauer über den (vielleicht auch nur symbolisch oder fantasiert) „getöteten" Vater gegenüberstehen und in seiner *Traumdeutung* schreibt er: „Das bedeutsamste Ereignis, der entscheidende Verlust im Leben eines Mannes ist der Tod des eigenen Vaters".

Interessant ist daher andererseits, dass in jüngster Zeit auch mehrere Bücher zum Thema des Verlusts, des „Weniger-Werdens" des Vaters und Reflexionen über den Abschied von Vätern und deren Tod veröffentlicht wurden. Stellvertretend möchte ich hier das Buch von Tilman Jens *Demenz: Abschied von meinem Vater* nennen, des Sohns von Walter Jens – den man sicherlich als einen intellektuellen „Über-Vater" der alten Bundesrepublik bezeichnen kann. Ebenso wie Tilman Jens setzt sich auch der österreichische Schriftsteller Arno Geiger in seinem Buch *Der alte König in seinem Exil* mit der Demenz-Erkrankung und dem Tod des Vaters auseinander. Auch Botho Strauss, der große deutsche Schriftsteller und Dramatiker, reflektiert nach dem Tod seines Vaters in Buchform (Titel: *Herkunft*) die Geschichte und die Beziehung zu seinem Vater.

Der erwähnte Bücherreigen der letzten Jahre verdeutlicht die erwähnte Polarität der Vater-Sohn-Beziehung zwischen „Abrechnung" und „Todeswunsch" einerseits und der Trauer über den „verlorenen" Vater und der Liebe zu diesem andererseits.

Ich selber habe den Gedanken, ein Buch zum Thema „Väter und Söhne" zu schreiben, mehr als 10 Jahre in mir getragen. Alles fing mit einem leeren Ordner an, auf dessen Rücken ich „Vater-Sohn Buch-Projekt" schrieb und der langsam mit zufällig gefundener Literatur zu diesem Thema, mit eigenen Ideen und Fallgeschichten von Patienten aufgefüllt wurde. Vor drei Jahren fragte mich mein, von mir sehr geschätzter psychotherapeutischer „Lehrmeister", bei dem ich vor vielen Jahren große Teile meiner psychotherapeutischen Ausbildung absolviert habe, ob ich nicht auf einem, von ihm veranstalteten Symposium einen Vortrag halten möchte. Schon lange dem Lehrlings-Status entwachsen und selber ein „gestandener" Psychotherapeut in eigener Praxis, war es für mich dennoch eine große Ehre, dass mich mein geschätzter Meister hierfür auserdacht hatte. Ich schlug ihm vor, das in meinem „Väter-Söhne-Ordner" Gesammelte einmal zu einem Vortrag zusammenzufassen – auch, da es doch zwischen uns immer eine nicht zu leugnende Vater-Sohn-Übertragung gegeben hat. Nach dem gehaltenen Vortrag trat der Springer Verlag an mich heran und fragte mich (ja, es gibt sie noch, die kleinen Wunder auf dieser Welt), ob ich daraus nicht ein Buch machen wolle.

Während des Schreibens dieses Buches ist mein Vater, länger absehbar, gestorben und mein Sohn ist volljährig geworden und hat sein Abitur bestanden. Ich war also noch „mittendrin" zwischen einerseits noch Sohn-Sein und andererseits noch erziehungsberechtigter Vater zu sein. Die Krankheit und der Tod meines Vaters haben mich meinem Vater nochmals sehr nahe gebracht und mich die gemeinsame Lebensspanne mit ihm reflektieren lassen. Ich war bei seinem Tod traurig, es tat aber „gleichmäßig weh", wie Herbert Grönemeyer singt, weil ich mit meinem Vater im Reinen war. Die Volljährigkeit meines Sohnes mit „Reifezeugnis", Führerschein und nachfolgend erstem eigenen Auto, war in meinem Erleben einerseits von Stolz über den „prächtig geratenen Jungen" und andererseits von Trauer über dessen neue Umlaufbahn als nunmehr „autonomer Erwachsener", geprägt.

Sigmund Freud hat sehr schön die Möglichkeit des Menschen zur Sublimierung beschrieben. Mit Sublimierung meint er die Fähigkeit der Seele, unbewusste „Triebregungen" (nennen wir es etwas allgemeinverständlicher besser „unbewusste Gefühlsregungen") „abzuwehren", d. h. diese auf andere Bereiche umzulenken oder diese in anderes umzuwandeln. So kann ein Mensch, der unbewusst eigentlich auf viel Wut sitzt, diese beispielsweise in sportlichen Leistungen sublimieren („austoben"). Lustvoll-Triebhaftes kann in ein Kunstwerk oder die Konstruktion eines schnellen Sportwagens umgewandelt (sublimiert) werden, ebenso wie die Trauer über den Tod des Vaters und die ambivalente Freude in Bezug auf das Erwachsenwerden des Sohnes in ein Buch (in etwas „Bleibendes") münden kann. Freud, der sich ja auch viel mit der „Alltags-Psychologie" befasst hat, hält die Sublimierung hierbei übrigens nicht für pathologisch, sondern im Gegenteil für einen wichtigen Motor der Kultur-Entwicklung der Menschheit.

Lassen Sie uns nach so vielen einleitenden Worten nachfolgend nun jedoch tiefer einsteigen in die Welt der Väter und der Söhne, gemäß der nachfolgenden Zeile aus dem schönen Gedicht von Hermann Hesse, aus dem ich seinerzeit folgende Zeile auf die Geburtsanzeige meines Sohnes gesetzt habe: „Jedem Anfang wohnt ein Zauber inne".

Teil I

Väter und ihre Söhne, Söhne und ihre Väter

2

Eintritt der Vaterschaft: „Jedem Anfang wohnt ein Zauber inne"

» Und jedem Anfang wohnt ein Zauber inne,
Der uns beschützt und der uns hilft, zu leben.
(Hermann Hesse, aus dem Gedicht „Stufen")

2.1 Vom Erleben der Geburt, potenziellen Risiken und den Hormonen

Ungeahnte Gefühlswelten

Der Eintritt der Vaterschaft wird von vielen Männern als ein Wendepunkt im Leben beschrieben und als ein Reifungsschritt. Das Gründen einer eigenen Familie gleicht dem Sprung auf eine neue, eigene „Umlaufbahn", durch die man vom Sohn zum Vater wird, weshalb viele Väter die Geburt, insbesondere die des ersten Kindes, auch als „zweites Erwachsenwerden" empfinden. Justin Timberlake schreibt in seiner aktuell erschienenen Autobiografie „Hindsight – Rückblick & was ich noch nicht vor mir sehe" über die Geburt seines Sohnes: „Ein Kind zu bekommen war der Höhepunkt meines Lebens. Was ich durch das Vatersein gelernt habe, greift wirklich tief. Ich fing an, meine

© Springer-Verlag GmbH Deutschland, ein Teil von Springer Nature 2020
A. Cherdron, *Väter und ihre Söhne*, https://doi.org/10.1007/978-3-662-60363-5_2

Beziehungen auf neue Weise zu betrachten, darüber nachzudenken, was für Menschen meine Eltern sind, wie mich das beeinflusst und zu dem gemacht hat, der ich heute bin – und wie das alles auf mein Kind wirkt".

Viele Männer beschreiben Vaterschaft darüber hinaus als extrem sinnstiftend. „Woher komme ich und wohin gehe ich?" ist eine zentrale Frage der Menschheit und diese Frage wird durch die Geburt eines eigenen Kindes ein gutes Stück beantwortet. Erik H. Erikson, deutsch-amerikanischer Psychoanalytiker, sagt, dass dem Menschen „Generativität" inne wohne und meint damit den Wunsch, die Liebe in die Zukunft zu tragen und sich um künftige Generationen kümmern und Dinge an künftige Generationen weitergeben zu wollen. Franz Kafka schreibt in seinem erwähnten *Brief an den Vater*: „Heiraten, eine Familie gründen, alle Kinder, welche kommen wollen, hinnehmen in dieser unsicheren Welt erhalten und gar noch ein wenig führen ist meiner Überzeugung nach das Äußerste, das einem Menschen überhaupt gelingen kann."

Sogenannte „hochinvolvierte" Väter, d. h. Väter, die sich „mit Leib und Seele" um ihre Kinder kümmern, geben ein deutlich höheres Maß an Lebenszufriedenheit an. Der englische Sänger Robbie Williams, der offen über seine früheren Drogen-Exzesse und Depressionen spricht, wirbt – als jetzt zweifacher Familienvater – auf der Titelseite eines Online-Magazins mit dem Satz „Papa-Werden macht gesund."

Viele Väter berichten bei Eintritt der Vaterschaft von nie geahnten, unvorstellbaren Gefühlen, wie etwa auch der amerikanische Schauspieler Matt Damon auf die Frage „Wie bekommt Ihnen das Vater-Dasein?" antwortete: „Ich fühle mich, als sei ich Mitglied eines Clubs geworden, von dem ich nicht wusste, dass er überhaupt existiert." Viele Väter – mir ging es ebenso – berichten nach der Geburt ihrer Kinder über ein „euphorisierendes Gefühl, das einen unvorbereitet überrascht und bei dem man die ganze Welt umarmen möchte".

„Startschwierigkeiten" – Postnatale Depression

Dabei ist es so, dass Vaterschaft, die Geburt eines Kindes, für die Väter primär erst einmal mit einem Risiko anfängt. 10,4 % der Väter ereilt nach der Geburt eines Kindes eine sogenannte postnatale Depression, was ein doppelt so hohes Risiko wie in der männlichen Normalbevölkerung darstellt. Das Wilhelm-Busch-Zitat: „Vater werden ist nicht schwer, Vater sein dagegen sehr" hat somit manchmal tragische Realität und Aktualität. Es handelt sich hierbei um recht neue Forschungserkenntnisse. Nachdem die post- bzw. peripartalen Depressionen bei Müttern in den letzten Jahren zunehmend Gegenstand von

Forschung und Beachtung in der Öffentlichkeit geworden sind, hat man sich aktuell auch dem nachgeburtlichen Seelenleben der Väter zugewandt.

Geburtsvorbereitungskurse sind zu Recht auf die Bedürfnisse der werdenden Mütter und auf deren Unterstützung ausgerichtet. Auch nach der Geburt können Mütter auf Hebammen und häufig auf ein mütterliches/weibliches Unterstützungssystem zurückgreifen. Für viele Väter hingegen besteht die Geburtsvorbereitung gefühlt aus ein paar IKEA-Besuchen, und mit Eintritt der Vaterschaft gilt es, die Rolle des „Fels in der Brandung" einzunehmen. Nicht nur viele Kindsmütter, sondern auch Väter fühlen sich mit den Veränderungen in der Schwangerschaft und vor allem nach der Geburt phasenweise überfordert und sind verunsichert über ihre Rolle und die häufige Diskrepanz zwischen den freudigen Erwartungen und der Realität. Einigen Vätern fällt es zudem schwer, eine Bindung zu ihrem Säugling aufzubauen, da dieser noch nicht direkt interagieren kann. Solche Väter fühlen sich schnell ausgeschlossen von der Mutter-Kind-Beziehung, sehen sich als Randfigur, werden hierüber entweder ärgerlich oder entwickeln Grübeleien, Selbstzweifel und eine postnatale Depression. Ihre Schuldgefühle den Kindsmüttern gegenüber verbieten ihnen, sich Hilfe zu holen und sie setzen sich so immer mehr unter Druck.

Alles wird gut

Diesen Vätern möchte ich drei Dinge mit an die Hand geben. Erstens: Es gibt kein „Richtig", wie es sich anzufühlen hat, wenn man sein Neugeborenes auf dem Arm hält. Zweitens: Ein selbstsicherer Umgang und die Bindung zu einem Säugling tritt bei Vätern häufig erst mit gewisser Verzögerung ein – also nur Mut und Sie werden weiter unten erfahren, was die Natur sich auf hormoneller Ebene alles hat einfallen lassen, damit Vater und Kind emotional zusammenkommen. Drittens: Reden Sie! Männer neigen dazu, Gefühlsdinge und Sorgen mit sich selber auszumachen. Studien belegen, dass eine nachgeburtliche Depression bei Vätern signifikant seltener auftritt, wenn diese sich bereits in der Schwangerschaft mit ihren Partnerinnen über die gegenseitigen Gefühlslagen und Erwartungen austauschen. Reden Sie auch mit anderen Vätern über deren Erfahrungen – ein wunderbares, einfaches Hilfsmittel. Zur Gefühlslage der Väter nach der Geburt gibt es im deutschsprachigen Raum mittlerweile Ratgeber in Buchform (z. B. von Egon Garstick *Junge Väter in seelischen Krisen*). Wünschenswert wären aus meiner Sicht reine Geburtsvorbereitungskurse für Männer (vereinzelt gibt es diese schon in unserem Land). In den letzten Jahren sind viele Vätergruppen und engagierte Onlineforen für Väter ins Leben gerufen worden, die Information, Rat und hilfreichen Austausch bieten.

Die Symptomatik der postnatalen Depression bei Vätern erreicht ihren Höhepunkt häufig erst nach einem halben bis einem Jahr. Wenn Sie das Gefühl haben, dem Teufelskreis aus Angst, Überforderung und depressiver Stimmung nicht entkommen zu können, suchen Sie sich Hilfe. Das Krankheitsbild hat eine gute Prognose, wenngleich die Folgen einer nachgeburtlichen väterlichen Depression bedeutsam sind. Es wird einleuchten, dass ein, in einer Depression „gefangener" Vater, weniger schwingungs- und resonanzfähig für die Gefühlsregungen des Säuglings und Kleinkindes ist. Das „attunement", wie es die Entwicklungspsychologie bezeichnet, d. h. die „Feinabstimmung" mit dem Seelenleben des Säuglings und Kleinkindes ist eingeschränkt und ein depressiver Vater kann aufgrund seiner depressiven Antriebsschwäche, Konzentrations- und Kraftlosigkeit weniger engagiert bei der Betreuung und beim Spielen sein. Als Spätfolgen hiervon sind in Studien, insbesondere bei den Söhnen, eine geringere Sozialkompetenz, eine verzögerte Sprachentwicklung, mehr Verhaltensauffälligkeiten und vor allem ein dreifach erhöhtes Risiko, hyperaktiv zu werden, beschrieben.

Ungeahnte Hormonwelten
Schon während der Schwangerschaft geschehen auf hormoneller Ebene Dinge mit uns Vätern, die wir gar nicht beeinflussen können und es zeigt sich, dass der männliche/väterliche Hormonhaushalt viel androgyner sein kann als wir Männer es unter anderen Umständen vielleicht bereit wären, uns einzugestehen. Sowohl in der Schwangerschaft, als auch nach der Geburt, zeigen Väter physiologische Veränderungen in Richtung einer hormonellen Anpassung an das weibliche Hormonmuster. Diese Hormonveränderungen beeinflussen vor allem das Verhalten. Die kanadische Psychologin Anne Storey untersuchte vor einigen Jahren männliche Probanden, die an einem Geburtsvorbereitungs-Kurs teilnahmen und stellte fest, dass bereits 30 Tage vor der Geburt die Ausschüttung des typisch weiblichen Geschlechtshormons Östrogen bei den männlichen Probanden zunahm – eines Hormons, das normalerweise bei Männern keine große Rolle spielt. Kurz vor der Geburt steigt bei den Männern auch der Prolaktin-Wert an. Dieses Hormon löst bei Frauen u. a. das Wachstum der Brustdrüse während der Schwangerschaft aus sowie die Milchproduktion nach der Geburt und es begünstigt – ebenso wie Östrogen – fürsorgliches Verhalten. Für die Männerwelt erschreckend mag auch sein, dass kurz nach der Geburt bei Vätern der Testosteron-Spiegel signifikant abfällt – der Spiegel des Hormons, das eigentlich „männliches", aggressiv-rivalisierendes Verhalten fördert. Der amerikanische Anthropologe Lee Gettler hat sich intensiv mit der männlichen Hormonwelt befasst und insbesondere damit, wie

sich diese durch Partnerschaft und Vaterschaft verändert. Er fand – weltweit und in unterschiedlichen Kulturen –, dass Väter niedrigere Testosteron-Blutspiegel aufweisen als Nicht-Väter. Je niedriger der Testosteronspiegel und insbesondere je ausgeprägter der Testosteron-Abfall mit Eintritt der Vaterschaft ausfällt, desto mehr Bereitschaft zeigen Männer, sich in der Elternschaft partnerschaftlich einzubringen und desto mehr Zuneigung, Einfühlungsvermögen und Motivation, sich auf den Nachwuchs einzulassen, sind feststellbar. Die Testosteron-Werte steigen im weiteren Verlauf wieder an, aber nicht mehr auf den alten Stand. Sie kennen möglicherweise das Hormon Oxytocin, das auch als das „Bindungs-Hormon" bezeichnet wird, da dessen Ausschüttung durch körperliche Nähe und Körperkontakt in Gang gesetzt wird („Kuschel-Hormon"). Oxytocin wurde über viele Jahre als weibliches Hormon angesehen, da es vor allem in Zusammenhang mit der mütterlichen Bindung an den Säugling nach der Geburt und beim Stillen untersucht wurde. Neuere Forschungen zeigen, oh Wunder, dass sich bei werdenden Vätern, die während der Schwangerschaft mit den Kindsmüttern zusammenleben, ähnlich hohe Konzentrationen von Oxytocin im Blut messen lassen und dass es zu einer Synchronisierung der Oxytocin-Spiegel der werdenden Väter und der werdenden Mütter kommt. Oxytocin bewirkt bei Vätern, dass diese sich häufiger ihrem Kind zuwenden, länger körperlichen Kontakt suchen und dass Vertrauen und Altruismus und somit die Bindung an das Neugeborene verstärkt werden.

Es findet auf hormoneller Ebene also ein „Anti-Aggressionsprogramm" statt und aus dem „Männerhirn" wird ein „Väterhirn".

Das Couvade-Syndrom – „Wir sind schwanger"

Als extreme Form und in pathologischer Ausprägung wird in der Medizin seit den 50er-Jahren über das Couvade-Syndrom berichtet, indem es bei einigen Männern zu einer Art „Parallel-Schwangerschaft" kommt, mit Gewichtszunahme, Übelkeit, Erbrechen und vor allem aber auch zu Stimmungsschwankungen und Stimmungslabilität. Es wird hier von einer „Schwangerschaft aus Sympathie" gesprochen („Wir sind schwanger!") und der Einfluss von Spiegelneuronen wird diskutiert.

Für die Erfordernisse eines Neugeborenen machen diese physiologischen Veränderungen im Mann viel Sinn, wobei noch nicht geklärt ist, wie die veränderte väterliche Hormonlage während der Schwangerschaft und nach der Geburt zustande kommt. Anne Storey vermutet, dass schwangere Frauen den Hormonhaushalt der Väter durch Pheromone, also über die Haut abgegebene Botenstoffe, beeinflussen. Anna Machin, Anthropologin aus England, sagt,

die Evolution sei auf die Arterhaltung und den Schutz der Nachkommenschaft ausgerichtet und lege dabei einen großen Einfallsreichtum an den Tag.

Väterliches Engagement und Rückkopplungsschleifen

Die Natur hat es weiterhin so eingerichtet, dass Väter nach der Geburt auch
durch ihr Verhalten den eigenen Hormonspiegel entscheidend mit steuern:
Väter, die zugewandt sind und körperliche Nähe mit ihrem Baby pflegen, verstärken dadurch ihre typisch elterliche Hormon-Konstellation. Dies setzt wiederum eine positive Rückkopplungsschleife in Gang, indem im Normalfall
auch der Säugling „respondiert" (und seinerseits z. B. auch mehr Oxytocin
ausschüttet), was die Väter noch mehr anregt, sich um ihr Kind zu kümmern.
Auch beweist die Natur einen extremen Einfallsreichtum dahingehend, dass
die frischgebackenen Väter für ihren Testosteronabfall belohnt werden: Wenn
der „Cocktail" aus Testosteronspiegel, Oxytocinausschüttung, Interaktion
und Bindung an das Kind „in Schwung kommt", wird im väterlichen Gehirn
das Belohnungssystem aktiviert. Die Vaterfreude wird einem versüßt, indem
Dopamin (bekannt als eines der „Glückshormone") und Beta-Endorphin
(ebenfalls euphorisierend und sogar süchtig machend) freigesetzt werden.

Ein belgisches Forscherteam wollte wissen, ob sich bei Vätern Persönlich-
keitsmerkmale verändern. Nach der Geburt des Nachwuchses war in ihrer
Studie ein Rückgang der „Extraversion" feststellbar, was heißt, dass die frischgebackenen Väter weniger Reize in der Außenwelt suchten und mehr auf die
Familie fokussiert waren. Seit 20 Jahren fahre ich in einer Männerrunde
Mountainbike. Mit dem Vater-Werden war spürbar, dass wir nunmehr nicht
mehr „wie die Wilden" bergab fuhren und selbst der „größte Held" trug nun
einen Sturzhelm. Dieser nachgeburtliche Rückgang an Risikobereitschaft lässt
sich nicht nur bei mitteldeutschen, männlichen Radfahrern feststellen. In einer Studie mit puertoricanischen Gang-Mitgliedern war bei den männlichen
Mitgliedern, die Vater geworden waren, ein geringeres Risikoverhalten zu beobachten, das sich unter anderem in weniger Drogenkonsum, einer geringe-
ren Sterberate und weniger Inhaftierungen ausdrückte. Also: auch für „böse
Jungs" hat die Natur Vaterschaft offensichtlich so ausgestattet, dass es zu einem Wandel kommt, mit geringerer Risikobereitschaft und höherem Verantwortungsgefühl, wodurch mehr Schutz für den Nachwuchs gewährleistet wird.

Innerhalb der psychoanalytischen Theorie gibt es die sogenannte Bindungstheorie, die seit den 50er-Jahren das Bindungsverhalten des Säuglings und des
Kleinkindes seiner Umwelt gegenüber erforscht. Die auf dem englischen Psychoanalytiker John Bowlby und seinen Nachfolgern basierende Bindungsfor-
schung hat somit auch eine Entsprechung im Biologischen, im „Feinstoffli-

chen", da der Kontakt zu Schwangeren und Säuglingen in Vätern eben auch eine Kaskade hormoneller Vorgänge und Verhaltensänderungen initiiert. Also: nur Mut Jungs! – die Natur hilft im Hintergrund kräftig mit beim Vater-Werden.

2.2   „Das Kind im Kopf"

» Was der Vater schwieg, das kommt im Sohne zum Reden;
und oft fand ich den Sohn als des Vaters entblößtes Geheimnis.
(Friedrich Nietzsche)

Die Vater-Sohn-Beziehung beginnt jedoch bereits vor der Zeugung. Untersuchungen zeigen, dass bereits die Einstellung zu Schwangerschaft und Vaterschaft vor der Zeugung – das Sich-Einlassen-Können auf eine Schwangerschaft und ein Kind – einen Einfluss auf die spätere Beziehung und das Verhältnis zwischen Vater und Sohn hat, und dass zwischen der diesbezüglichen „Vater-Einstellung" und dem späteren Lebensweg des Sohnes (oder gar einer späteren seelischen Erkrankung des Kindes) Zusammenhänge hergestellt werden können. Die Psychoanalyse spricht vom „Kind im Kopf", d. h. von unbewussten Wünschen, Einstellungen oder Aufträgen, die im „Kopf der Eltern" bereits vor der Zeugung oder in der Schwangerschaft „geboren werden" und die man als Kind unbewusst „in die Wiege gelegt" bekommt.

Ein Sohn als „Bindemittel"
Dies kann der Wunsch eines Vaters sein, dass sich durch die Geburt eines Kindes die Qualität der Ehe bessert oder dass die Ehe dadurch überhaupt noch aufrechterhalten wird. Aus Psychotherapien kennen wir viele Patienten, deren Geburt und Kindheit vom Gefühl geprägt war, der „Kitt", das „Bindemittel" der Ehe der Eltern zu sein. Das Gefühl bleibt diesen Kindern atmosphärisch spürbar oder diese bekommen im späteren Leben real den Satz zu hören „Wenn du nicht wärst, hätte ich mich schon längst scheiden lassen". Häufig folgt hieraus im späteren Leben dieser Kinder eine schuldhafte Fixierung an die Eltern, mit der Unfähigkeit, sich von diesen als Erwachsener ablösen und schuldfrei „gehen" zu können. „Symptomatisch" zeigt sich dies z. B. dadurch, dass das Abitur (der „Freibrief fürs Leben") oder die entscheidenden Klausuren im Studium nicht bestanden werden oder indem aus unbewusster Schuld später selber keine glückliche und befriedigende Partnerschaft eingegangen werden kann.

Unbewusste Aufträge

In Psychotherapien werden häufig Genogramme, Familien-Stammbäume erstellt, um damit die Familiengeschichte, vor allem auch weiter zurückliegender Generationen, näher beleuchten zu können. Dies wird unternommen, um z. B. unbewusste, trans-generationale „Aufträge" identifizieren zu können. Nicht selten finden sich in Familiengeschichten beispielsweise Kränkungen oder Verluste – wie etwa die Insolvenz des großelterlichen Geschäftes nach hartem Aufbau der vorangegangenen Generationen oder der Verlust von „Haus und Hof" und einstigem Ansehen durch Krieg, Flucht oder „Ungerechtigkeit". In solchen Fällen gibt es häufig den vorgeburtlichen Auftrag an das Kind, alte Familienkränkungen zu „rächen", alten Glanz und alte Ehre wieder herzustellen, sodass es elterlicherseits schon einen unbewussten Plan oder Auftrag gibt, der das Leben des noch ungeborenen Kindes im späteren Verlauf möglicherweise beeinflussen wird. Scott Fitzgeralds *Der große Gatsby* ist ein Beispiel dafür, wie frühere familiäre Beschämung ein späteres „Größenselbst" nach sich ziehen kann.

Bruno Heydrich war der Vater von Reinhard Heydrich, dem SS-Obergruppenführer, der von Hermann Göring mit der sogenannten Endlösung der Judenfrage beauftragt wurde und als einer der maßgeblichen Organisatoren des Holocaust gilt. Bruno Heydrich wuchs in armen Verhältnissen auf, sein Vater starb, als er 11 Jahre alt war. Mit Hilfe eines Stipendiums konnte er jedoch Kontrabass und Komposition am Konservatorium in Dresden studieren und schaffte es, mit viel Fleiß und Einsatz und der Einheiratung in die wohlhabende Familie seiner Frau, in der jüdisch dominierten Musikwelt in Halle an der Saale, ein Konservatorium zu gründen. Gleichzeitig wirkte er, jedoch relativ erfolglos, als Komponist. Gerüchten, er sei jüdischer Herkunft, wusste er mit einer erfolgreichen Verleumdungsklage entgegenzutreten, da er fürchtete, ein derartiges Gerücht könnte im politischen Klima der von Antisemitismus geprägten wilhelminischen Ära „geschäftsschädigend" wirken. Seinen ältesten Sohn Reinhard, den erwähnten, späteren SS-Obergruppenführer, benannte er nach dem Helden einer von ihm komponierten und 1895 in Köln uraufgeführten Oper „Amen". Dem Prolog dieser Oper gab er – 9 Jahre vor der Geburt seines Sohnes – den Titel „Reinhards Verbrechen".

Wiederbelebungen

Häufig soll durch Zeugung und Geburt eines eigenen Kindes auch ein früheres, eventuell zu früh verstorbenes oder besonders geliebtes, anderes Familienmitglied „wiederbelebt" werden. Dies kann der zu früh verstorbene Lieblings-Onkel der Mutter sein, der „immer so schön Geige spielte", oder der bei einem Familienausflug in einem Badesee tragisch ertrunkene kleinere Bruder des Vaters, für dessen Tod der Vater sich ein Leben lang verantwortlich fühlte. Solche „Wiederbelebungs-Versuche" existieren sehr häufig unbewusst schon im Vorfeld der Zeugung oder während der Schwangerschaft des eigenen Kindes und haben unter Umständen unglückliche Auswirkungen auf den Lebensweg der Nachkommen. Im erstgenannten Fall „muss" der Sohn unbedingt Geige spielen lernen, ob er es nun will oder nicht und im zweiten Fall wird das Leben des Neugeborenen möglicherweise von einer väterlichen Überfürsorglichkeit und Überängstlichkeit begleitet sein, das ihm ein angstfreies „Schwimmenlernen" im späteren Leben erschwert.

Sag mir deinen Namen

Auch wenn Zweitnamen oder gar Drittnamen heute etwas aus der Mode gekommen sind, lohnt es sich immer, Patienten hiernach zu fragen und insbesondere danach, welchen Hintergedanken die Eltern bei der Namensgebung hatten. Häufig sind die Taufpaten oder die Großväter „Väter" des Zweitnamens. In vielen Fällen ist es jedoch auch der Vorname der Jugendliebe der Mutter, der Vorname des Lieblingsonkels des Vaters, der sich „von niemandem hat etwas vorschreiben lassen", der Name eines damals populären Schauspielers und auch alttestamentarische Namen können einen unbewussten Auftrag enthalten, auch wenn die meisten Menschen heute angeben, „mit Religion nichts am Hut" zu haben.

Wiedergutmachung an der eigenen Biografie

Im Falle schmerzhafter, unglücklicher Erfahrungen mit dem eigenen Vater stellt die Geburt eines eigenen Sohnes eine Möglichkeit der „Wiedergutmachung an der eigenen Biografie" dar, nach dem Motto: „Mein Sohn soll es einmal besser haben als ich." Dieses Motiv, der Wunsch, es „besser" machen und dem eigenen Sohn schmerzhaft Erlebtes ersparen zu wollen, ist im Kern durchaus legitim und begrüßenswert. Er birgt jedoch auch unbewusste Fallstricke, so etwa, wenn der Sohn im Rahmen unbewusster Neidgefühle plötzlich als „undankbar" erlebt wird („So gut wie du, hätte ich es gerne auch einmal gehabt.").

Bei einer „geglückten" eigenen Kindheit kann die unbewusste Motivation vorliegen, das, was man an Gutem, Förderlichem vom eigenen Vater erfahren hat, an einen eigenen Sohn weitergeben zu wollen – so, wie in den eigenen Wald hineingerufen wurde, an eine nächste Generation Sohn wieder hinausschallen zu lassen.

Der verlängerte Arm des väterlichen Selbstwerts

„Das Kind soll sich im Glanz der Augen der Eltern spiegeln können" ist ein, auf den amerikanischen Psychoanalytiker Heinz Kohut zurückgehende Zitat und in der Tat ist der elterliche Glanz die Basis eines gesunden Selbstwertgefühls des Kindes. Das Kind ist umgekehrt aber immer auch ein Stück der „verlängerte Arm" und ein „Verstärker" des Selbstwertgefühls der Eltern. Kinder werden „narzisstisch besetzt", sind „narzisstische Selbstobjekte", wie die Psychoanalyse es nennt und solche „Spiegelungen" und „Besetzungen" sind normaler Bestandteil jeder Elternschaft. Entscheidend ist aber, in welchem Maße der elterliche Glanz in den Augen von unbewussten Aufträgen an das Kind eingefärbt ist und in wieweit das Kind elterliche Erwartungen erfüllen oder bestimmte Rollen einnehmen muss. Schwierig wird es zum Beispiel, wenn ein Sohn im Übermaß den Stolz, den Selbstwert (das „Größen-Selbst") des Vaters stabilisieren oder stärken soll und daher in der Fantasie später einmal Nobelpreisträger, Vorstandsvorsitzender oder Olympia-Teilnehmer werden soll. Häufig bekommen Söhne solche Aufträge unbewusst in die Wiege gelegt – die Psychoanalyse nennt sie „Selbstobjekt-Funktionen".

Die amerikanische Psychoanalytikerin Alice Miller prägte den Begriff der „Bühnen-Mutter", der Mütter bezeichnen sollte, die ihren eigenen Selbstwert vor allem über die Erfolge ihrer Töchter definieren und für die die Töchter in extremem Maße eine „narzisstische Selbstobjekt-Funktion" übernehmen. „Bühnen-Väter" findet man z. B. jedes Wochenende um die Spielfeldränder der Fußballplätze unserer Republik versammelt, wenn diese ihren Söhnen bei Punktspielen zuschauen. Hier gibt es einen fließenden Übergang vom normalen Stolz der Väter bis zur pathologisch-verzerrten Idealisierung des Sohnes oder väterlichen Wutausbrüchen bei „Versagen" des Sohnes im Rahmen dieser Selbstobjekt-Funktion.

Selbsttröstung

Der Wunsch nach einem Sohn entspricht darüber hinaus auch dem Versuch einer „Selbsttröstung" in Hinblick auf die Endlichkeit des eigenen Lebens, indem durch die Geburt eines eigenen Sohnes in der Fantasie das eigene „Weiterleben" gesichert wird.

„Ungelebtes"

Häufig sollen Söhne stellvertretend auch ungelebte Anteile ihrer Väter ausleben, in dem „Ungelebtes" unbewusst an die Söhne „delegiert" wird, so der psychoanalytische Fachausdruck: Ich wollte in meiner Kindheit immer in einem Verein Fußball spielen. Für meinen Vater jedoch war Fußball, speziell wenn vereinsmäßig gespielt, „Proleten-Sport", bei dem man „nur die Knochen kaputt getreten" bekäme. Mein Wunsch wurde daher abgebogen und entsprechend der väterlichen Vorgabe kaprizierte ich mich in meiner Jugend auf No-touch-Sportarten wie Tennis und Leichtathletik. Mein Sohn war von Kindesbeinen an ein leidenschaftlicher Fußballer und war schon mit vier Jahren Mitglied in einem eher „proletarischen" Fußballverein, dem er seither eisern die Treue hält. Darüber hinaus trainiert er mittlerweile auf dem – im Schatten der Schlote der nahegelegenen Fabriken gelegenen Platz – den Nachwuchs und ich musste schon oft darüber schmunzeln, dass ich meinem Sohn möglicherweise unbewusst schon Fußballschuhe und die Mitgliedschaft in einem Fußballverein mit in die Wiege gelegt habe.

„Sohn-Töchter"

Dies ist ein Buch über Väter und Söhne. In Zusammenhang mit den unbewussten Fantasien, dem „Kind im Kopf", möchte ich an dieser Stelle jedoch an die unendlich vielen Töchter erinnern, die eigentlich ein Sohn hätten werden sollen. Untersuchungen belegen, dass in nahezu allen Kulturen der überwiegende Teil aller Männer (und übrigens auch der Frauen!) sich eher einen Sohn wünscht, als eine Tochter, auch wenn es in unserem Kulturkreis ausschließlich korrekt ist, zu sagen: „Ach, das Geschlecht ist mir egal, Hauptsache gesund." Vor nicht allzu langer Zeit und in anderen Kulturkreisen waren und sind die offene Präferenz für einen Sohn oder gar die Selektion des Geschlechts an der Tagesordnung und auch in Deutschland ist die Wahrscheinlichkeit einer weiteren Schwangerschaft höher, wenn das erstgeborene Kind eine Tochter ist. Der Münchner Psychoanalytiker Lothar Schon führt in diesem Zusammenhang aus, dass überlebenswichtige Gründe, wie die Notwendigkeit von kräftigen Söhnen als Hilfe und Unterstützung bei harter körperlicher Arbeit zur Existenzsicherung der Familie – etwa in landwirtschaftlich oder handwerklich geprägten Kulturen – als Argument in unserem Kulturkreis heute weitestgehend ausscheiden. Schon eher könne die höhere Rate an männlichen Fehlgeburten oder die höhere Sterblichkeitsrate männlicher Säuglinge, Kinder und Jugendlicher als Motiv für die Präferenz männlicher Nachkommen angeführt werden. Es dürften aber doch vor allem oben dargestellte „unbewusste Besetzungen", wie die Psychoanalyse es nennt, sein, die den väterlichen Wunsch nach einem männlichen Nachkommen hervorbringen.

Studien belegen, dass Väter mehr Zeit mit ihren Söhnen, vor allem mit ihren erstgeborenen Söhnen verbringen und dass diese auf unterschiedlichen Ebenen eine Bevorzugung erfahren. In psychotherapeutischen Praxen finden sich viele „arme Mädchen", die eigentlich ein Junge hätten werden sollen, die diese „Urwunde" ihres Lebens ein Leben lang mit sich herumtragen und sich unter anderem durch Zähigkeit, Härte, Übernahme männlicher Attribute und Ablehnung eigener „weiblich-weicher" Anteile häufig unglücklich im Leben „durchbeißen". Da fällt mir Huberta, eine frühere Patientin ein, die eigentlich ein „Hubertus" hätte werden sollen, die sich in ihrem Beruf in sehr kämpferischer Weise für Frauenrechte engagiert (wogegen natürlich überhaupt nichts einzuwenden ist) und mit über 50 Jahren aber noch nie eine erfüllende, gleichwertige Beziehung zu einem Partner hat aufbauen können. Manche Andrea sollte eigentlich ein Andreas werden und ergreift später einen Beruf in einer extrem hierarchisch-männlich dominierten Institution (wogegen natürlich ebenfalls nichts einzuwenden ist), betreibt aber in einem solch extremen Ausmaße Sport, dass es „kein Kerl mit ihr aufnehmen kann", dass ihre Regelblutung durch die extreme körperliche Belastung seit Jahren ausgeblieben ist und wehrt alles Sinnliche oder passive Versorgungswünsche (Massagen, Bekocht-Werden) mit abfälligen Bemerkungen ab. Lassen Sie sich gesagt sein: Väter können mit ihrem Wunsch nach einem männlichen Nachfahren – ihrem „Kind im Kopf" – der Weiblichkeit großes Leid zufügen.

3

Ein wenig Gejammer: von der Schwierigkeit, heute Vater oder Sohn, sprich „männlich" zu sein

Inhaltsverzeichnis

3.1   Ein wenig Gejammer: Zur Identitäts-Diffusion der Männer

» Demokratie darf nicht so weit gehen,
daß in der Familie darüber abgestimmt wird, wer der Vater ist.
(Willy Brandt)

Sex, Drugs & Rock'n'Roll

Ich bin im westlichen Teil unserer Republik groß geworden, als Paul Breitner mit Afro-Look noch selbstgedrehte Zigaretten rauchen konnte und trotzdem in der Fußball-Nationalmannschaft spielen durfte und als Günter Netzer, sein Mannschaftskamerad, mit schulterlangem Haar seine Ferraris immer zu schnell fuhr. Meine Lieblings-Rockbands zertrümmerten betrunken Hotelzimmer und haben sich Hunderte willfährige Groupies genommen. Das war zu meiner Pubertät und das alles erschien mir ganz großartig, legitim und erstrebenswert.

© Springer-Verlag GmbH Deutschland, ein Teil von Springer Nature 2020
A. Cherdron, *Väter und ihre Söhne*, https://doi.org/10.1007/978-3-662-60363-5_3

In meiner Studienzeit, in den 80er-Jahren, sang Ina Deter dann ihr ikonenhaftes Lied „Neue Männer braucht das Land" und es tauchten in den WGs zunehmend Aufkleber „Männer, beim Pinkeln bitte hinsetzen" auf. Heute gibt es diesbezüglich ein international encodierbares Piktogramm, das jedem Mann verständlich ist. Die Begriffe „Softie" und „Macho" wurden erfunden, beides klang nicht nett und irgendwo dazwischen musste wohl der „neue Mann" liegen, den Ina Deter besang. Sich gesellschaftlich korrekt zu verhalten, hieß in zunehmendem Maße, weibliche Benimmregeln und Vorgaben einzuhalten (auch wenn dies ein, von mir nicht sehr nett gewählter, etwas simplifizierender Ausdruck der damaligen Welt ist). Die männliche Welt war spürbar verunsichert, was in Herbert Grönemeyers Lied „Männer" in der Frage „Wann ist ein Mann ein Mann?" seinen Ausdruck fand. Überaus zutreffend finde ich in diesem Zusammenhang den, vom New Yorker Psychoanalytiker Otto Kernberg geprägten Begriff der „Identitäts-Diffusion" und es war eine heftige Identitäts-Diffusion, die Männer, ich denke vor allem meiner Generation, durchleben mussten.

An dieser Stelle möchte ich eine kleine Geschichte erzählen, die vielleicht einen Endpunkt dieser Entwicklung und den aktuellen Stand schmunzelnd wiedergibt: Ich war im letzten Jahr auf einem Konzert der Sängerin Pink in der Frankfurter Festhalle. Im Gegensatz zur Herrentoilette befand sich vor der Damentoilette eine lange Schlange. Da der Konzertbeginn drängte, kamen zunächst zögerlich, dann vermehrt Damen auf die Idee, einfach in das Herren-WC zu gehen und dort die Kabinen zu benutzen. Eine der Damen rief hiernach beim Verlassen der Toilette ihrer Freundin zu: „Du wirst es nicht glauben, die waschen sich echt alle die Hände".

Der Weg zum „neuen Vater"

Diese Veränderungen, der Ruf nach den „neuen Männern" im Land, beeinflusste auch die Definition, die Rolle und das Selbstverständnis der Männer als Väter. Michael Lamb, ein bekannter amerikanischer Väter-Forscher fasst dies schön zusammen, indem er sagt, dass „noch in den 70er-Jahren viele Männer niemals auf die Idee gekommen wären, eine Windel zu wechseln oder ihr Kind zu baden und dass es für Väter heute dagegen eher peinlich sei, wenn sie zugeben müssten, sich vor diesen Aufgaben zu drücken oder gedrückt zu haben".

Mit dem Vaterwerden gilt es für Männer heute, ihre gesamte Welt zu rekonstruieren. Ein „neuer Vater" zu sein, und dies ist seit längerem ein feststehender soziologischer Begriff, erfordert heute häufig, weniger egoistisch und kommunikativer zu sein. Das 90er-Jahre-Motto „Nichts ist erotischer als Erfolg" ist mit moderner, erfüllender Vaterschaft nicht in Einklang zu bringen.

Die erwähnten Rollenveränderungen zeigen sich auch sehr schön im Remake eines TV-Werbespots der Allianz-Versicherung aus den 80er-Jahren für eine Unfallversicherung („Hoffentlich Allianz-versichert"). Verließ seinerzeit der Ehemann das Haus, um zur Arbeit zu gehen, nachdem ihm seine Ehefrau zuvor an der Haustür mit einem Kuss noch Aktentasche und Mantel überreicht hatte, ist es 2015 die Ehefrau, die mit dem Blick auf das Smartphone zur Arbeit geht, nachdem ihr der Ehemann, mit kleiner Tochter auf dem Arm, in der Haustür stehend, einen Verabschiedungskuss gegeben hat. Diese Neuauflage spiegelt die veränderten Rollenverständnisse wider – damals war es eine Bananenschale, auf der der arbeitende Ehemann ausrutschte und sich das Bein brach, 35 Jahre später ist es ein Skateboard, auf dem die zur Arbeit gehende Ehefrau ausrutscht und sich ebenfalls ein Bein bricht.

Diesbezüglich ähnlich symbolisch ist eine Werbekampagne des Hotelportals HRS, die ich vor zwei Jahren großformatig am Frankfurter Flughafen entdeckte: Auf dem Plakat war eine Geschäftsfrau mit Smartphone und Laptop auf einem Hotelbett liegend abgebildet und das Bild war untertitelt mit dem Satz: „Am Ende zählt doch nur das gute Geschäft."

Von der Forschung lange ignoriert – die väterlich-elterliche Ausstattung
Diesen veränderten Rollenanforderungen und der „neuen Vaterschaft" stand zuvor erschwerend im Wege, dass vor allem die psychoanalytische Entwicklungspsychologie die Bedeutung des Vaters, insbesondere in der nachgeburtlichen, ersten Phase des Kindes weitestgehend außer Acht gelassen und den Müttern zahlreiche „Alleinstellungsmerkmale" zugeschrieben hatte. Die meisten Elternstudien wurden an Müttern durchgeführt. Väter erschienen aus biologischen Gründen weniger geeignet bzw. weniger gut ausgestattet, den Bedürfnissen und Anforderungen von Säuglingen und Kleinkindern gewachsen zu sein. Die neuere Forschung belegt aber – oh Wunder – dass es elterliche Eigenschaften gibt, die geschlechterunabhängig sind. Wichtige Bestandteile guten Elternverhaltens scheinen universell zu sein, so etwa Wärme, Einfühlungsvermögen und innere Beteiligung. Der bereits erwähnte Entwicklungspsychologe und Väter-Forscher Michael Lamb hat untersucht, ob Väter biologisch bedingt die Signale ihrer Kinder weniger gut entschlüsseln können als die Kindsmütter. Er fand keinen Unterschied zwischen den Elternteilen. Beide Elternteile erkannten gleichwertig, ob ein Kind aus Hunger, Angst oder Langeweile schrie. Auch zeigte sich, dass als Reaktion auf ein schreiendes Kind sowohl bei Frauen wie auch bei Männern Herzschlag, Blutdruck und Hauttemperatur stiegen, während sie bei einem lächelnden Baby unverändert blieben. Rainer Krause, Psychoanalytiker und Affektforscher, sagt, dass es emotionsbiologisch keinen Hinweis auf eine „geschlechterspezi-

fische Ausdrucksgeneigtheit" gibt oder auf einen geschlechterspezifischen Unterschied im Erleben von Affekten. Andres Bendesky und sein Team, Evolutionsbiologen an der Harvard-Universität, fanden jüngst eine Reihe von geschlechterunabhängig vorhandenen Genen, die gute Elternschaft kodieren. Es gibt also offensichlich naturgegeben elterliche Parameter, für die sich keine Geschlechter-Unterschiede finden lassen. Dies impliziert, dass Männer androgyner zu sein scheinen als bisher angenommen und gleichzeitig haben vorangegangene Generationen elterliche Geschlechterdifferenzen möglicherweise überinterpretiert.

Evolutionsbiologie und Väter im Kernspintomografen

Evolutionsbiologen verweisen darauf, dass Männer die menschliche Rasse vor dem Aussterben gerettet haben, indem sie zum Schutz der Mütter und der Nachkommenschaft die Fähigkeit entwickelt haben, sich rasch auf ein sich veränderndes, äußeres Umfeld einstellen zu können. Während die mütterliche Aufmerksamkeit „in der Höhle" auf die Babys und Kleinkinder ausgerichtet war, mussten unsere männlichen Vorfahren vor allem aufs Außen ausgerichtet sein, mussten Säbelzahntiger abwehren, Freund von Feind unterscheiden können, bessere Lebensräume finden, Nahrung herbeischaffen und Überlebenspläne für die aufkommende Eiszeit entwickeln. Dies verlangte eine Ausrichtung „in die Welt", mehr planerische und vorausschauende Fähigkeiten. Diese archaischen Muster finden ihren Niederschlag in den Ergebnissen einer Untersuchung der israelischen Psychologin Shir Atzil. Sie untersuchte heterosexuelle Elternpaare von sechs Monate alten Babys mittels funktioneller Kernspintomografie. Mit diesem Verfahren lässt sich – etwas vereinfacht dargestellt – nachweisen, welche Hirnregionen in welchem Maße gerade aktiv sind. Die Eltern wurden unter den Scanner gelegt und gleichzeitig wurden ihnen Videos gezeigt, in denen ihre Kinder beim Spielen zu sehen waren. Atzil und ihr Team wollten herausfinden, ob hierbei bei Vätern und Müttern identische Hirnregionen aktiv waren und ob es Unterschiede gibt. Beide, Väter und Mütter, zeigten beim Betrachten der Videos ihrer spielenden Kinder ähnlich starke Aktivitäten in Hirnregionen, die in Zusammenhang mit Empathie gebracht werden können. Bei den Müttern wurde aber vor allem das sogenannte „Limbische System" aktiviert – ein entwicklungsgeschichtlich älterer Hirnteil, der vordringlich mit Emotionen assoziiert ist. Ein Teil des Limbischen Systems ist die Amygdala, die man, etwas vereinfacht, als den „Alarm-Radar" des Organismus bezeichnen kann, der permanent die unmittelbare Umgebung abscannt, um potenzielle Risiken für das Kind zu identifizieren (die Treppe, das Klettergerüst). Im Gegensatz dazu war in den väterlichen Gehirnen vor allem der sogenannte „Neokortex", vornehmlich das Frontalhirn, aktiv. Diese entwicklungsgeschichtlich jüngeren Hirnareale werden vor allem mit komplexem, vorausschauendem Denken und Handeln in Verbindung gebracht, wie es beispielsweise gebraucht wird, um neue Tierfallen oder Waffen zu entwickeln, vor allem aber, um rasch auf ein sich veränderndes Umfeld reagieren zu können (einen „Plan" zu haben). Die Untersuchungsergebnisse sollen nicht dahingehend interpretiert werden, dass Väter niemals darauf achten, wo im Haushalt oder auf dem Spielplatz Gefahren lauern (oder ob das Kind warm genug angezogen ist) und dass Mütter niemals planend „im Außen" agieren. Wir alle wissen, dass dies nicht der Fall ist und dass bei Müttern ebenfalls Aktivitäten im Neokortex messbar waren, wie auch bei Vätern im Limbischen System. Die Natur scheint es jedoch so eingerichtet zu haben, dass mütterliche und väterliche Gehirne in der Elternschaft ein Stück unterschiedlich fokussiert sind. Anna Machin, die bereits erwähnte Anthopologin, erklärt dies damit, dass die Evolution Redundanz vermeiden und durch diese Aufteilung das optimale Aufwachsen und die Erhaltung der Nachkommenschaft gewährleisten möchte.

Abschließend noch ein weiterer, kleiner, neurobiologischer Ausflug, der die Erklärung für ein Phänomen liefert, das vielen Paaren mit kleinen Kindern bekannt sein dürfte und das früher als „Ammenschlaf" bezeichnet wurde: Viele Mütter berichten morgens, wie oft sie in der Nacht wachgeworden sind und wie oft der Nachwuchs unruhig oder wach gewesen sei, während die Väter angaben, „hervorragend" durchgeschlafen zu haben. Dieses Phänomen hängt ebenfalls mit der oben erwähnten Amygdala zusammen: Die Aktivität der Amygdala sinkt normalerweise nachts, wenn wir schlafen, in eine Art „Standby-Modus" ab. Wenn Kleinkinder in der Familie sind, bleibt diese jedoch, im Gegensatz zu den Vätern, bei Müttern auch nachts aktiv, weshalb Väter ihren übermüdeten Ehefrauen häufig von „hervorragendem" Nachtschlaf berichten können.

Das neue, väterliche Rollenverständnis

Die gefundene Geschlechtergleichheit in Zusammenhang mit elterlichen „Grundausstattungen" ermöglicht es, dass sich die positive Wirkung von Vätern auf ihre Kinder nicht unbedingt dank besonders männlichen **Verhaltens** ausdrücken muss, sondern dass diese sich vor allem auch entfalten kann, weil Väter die gleichen elterlichen **Qualitäten** einsetzen können wie Mütter. Somit findet sich heute in der Literatur auch gehäuft der Begriff des „androgynen parenting", also der androgynen Elternschaft, die dieses Phänomen schön illustriert und manche Autoren sprechen auch von der „Feminisierung der Vaterschaft". Schmunzeln lassen einen in diesem Zusammenhang die Schlagzeilen der zu Beginn des Buches erwähnten Titelseiten der Zeitungen und

Magazine: Wohl in männlicher Überschwänglichkeit sprechen diese im Titel von der „Generation der Super-Väter" (*Welt am Sonntag*), fragen „Sind wir die besseren Väter?" (Erstausgabe der Zeitschrift *Dad*) oder diskutieren gar „Sind Väter die besseren Mütter?" (*Der Spiegel*).

All dies ist doch aber Ausdruck dessen, dass sich das Rollenverständnis der Väter fundamental geändert hat, so meint auch Wassilios Fthenakis, Entwicklungspsychologe und einer der Begründer der deutschen Väterforschung. Zwei Drittel der Väter geben heute an, sich gerne in die Rolle des „neuen Vaters" einfügen zu wollen, so Fthenakis und es sind keine Gewerkschaften mehr nötig, die, wie vor 60 Jahren von „außen" mit dem Slogan „Samstags gehört Vati mir" für die 5-Tage-Woche und mehr Vater-Zeit werben müssen. Zu zwei Drittel liegt heute zeitgemäß eine „intrinsische Bereitschaft" der Väter vor, sich vermehrt um ihre Kinder zu kümmern, sich auch in Pflege und Versorgung einbringen zu wollen und sich mit Stolz zu dieser modernen Auffassung von Vaterschaft zu bekennen. „Vaterschaft hat ihr großes Coming-out gehabt", so die holländische Sozialwissenschaftlerin Trude Knijn, wobei Ursula von der Leyen, damals noch Familienministerin, noch 2006 auf einem CDU-Parteitag denen zurufen musste, die gegen Väter-Monate beim Elterngeld waren: „Väter, die aktive Väter sind, sind keine Weicheier, meine Damen und Herren, sondern sie sind das Trendmodell der Zukunft."

Hilfreiche Leitwölfe

Es gibt populäre männliche Leitwölfe, die das neue Vaterbild in der Öffentlichkeit getragen haben und die dadurch, aus meiner Sicht, sehr viel Gutes für die diesbezügliche Modifizierung der männlichen Vater-Identität bewirkt haben.

David Beckham war sicherlich einer der ersten „männlichen" Männer, der das Vatersein mit seiner Frau Victoria in die Öffentlichkeit getragen hat. Ich denke, es ist auch ein Symbol, dass er sich die Namen und Geburtsdaten seiner drei Kinder an offen sichtbarer Stelle hat tätowieren lassen. In meiner Promotion über die Motivation, sich tätowieren und piercen zu lassen, habe ich hierbei insbesondere die Unterschiede zwischen beiden Geschlechtern untersucht. Bei Männern dienen Tätowierungen häufig der Identitätsfindung und -bildung, was sich in der Motivwahl im Ausdruck der Zugehörigkeit zu einer bestimmten Gruppe zeigt (Wikinger, Motorrad-Club, Heavy-Metal-Szene). Insofern sind David Beckhams Tätowierungen – und er ist damit unter den Vätern heute ja beileibe nicht mehr alleine – wundervolle Bekenntnisse zur Vaterschaft und zur Gruppe der Väter und sie sind eine grandiose

Sichtbarmachung der Identität als Vater. Ähnlich verhält es sich bei Brad Pitt und Angelina Jolie (die in diesem Fall das Tätowieren übernommen hat). Auch wenn mittlerweile getrennt, trug das Schauspieler-Paar Pitt-Jolie in besonderem Maße das gleichberechtigte Elternsein und die gleichberechtigte Versorgung und Betreuung der Kinder in die Öffentlichkeit und der androgyne Aspekt der Elternschaft zeigte sich symbolisch auch in der Verschmelzung derer beider Vornamen („Brangelina").

David Beckhams „Verdienste" um das neue Vaterbild resultieren auch daraus, dass er seinerzeit als die Ikone des „metrosexuellen Mannes" propagiert wurde, d. h. des Mannes, für den sich männliche Härte, wie es von einem Fußballer verlangt wird und Vaterliebe und Engagement für die Familie, nicht gegenseitig ausschließen. Ebenso bemerkenswert und von gleicher Strahlkraft ist der selbstgewählte Ausstieg von Nico Rosberg aus dem Formel-1-Rennsport, unmittelbar nach Gewinn der Weltmeisterschaft. In mehreren Interviews betonte er, dass ein Grund für seine Entscheidung der Wunsch nach „mehr Zeit für die Familie" gewesen sei.

Vielleicht lässt sich in diesen Reigen auch die reuevolle Wandlung des streitbaren Rappers Sido einbauen, der, jung Vater geworden, sich – wie er selbst einräumt – bei seinem ersten Sohn jeglicher väterlicher Verantwortung entzogen hatte, um dann Jahre später ein sehr reuevolles, seinem Sohn die Umstände hierfür erklärendes Lied, zu schreiben. 2016, nachdem sein jüngster von nunmehr drei Söhnen geboren war, wurde sein Lied mit dem Titel „Papa ist da" zu einem großen Erfolg.

Ich selber bin Vater dreier Kinder und glaube mir die Betreuung meiner Kinder mit meiner Frau, die von kurzen Unterbrechungen abgesehen immer halbtags berufstätig war und ist, einigermaßen gerecht aufgeteilt zu haben. Ich habe hierfür für viele Jahre auf meine geliebte Musik verzichtet und mein Rennrad in den Keller verbannt – Vaterschaft ist eben auch „Auf-Gabe". Ich teile aber die Aussage der meisten Väter, dass mir der Verzicht und die Mühen im Rahmen des Vaterseins tausendfach entgolten wurden und dass mich die Erfahrungen als Vater auch als Psychotherapeut „vollständig" und „rund" gemacht haben.

3.2   „Ich arbeite, also bin ich"

Elternzeit, Teilzeit & Co
Soweit, so gut! Dem modernen Mann scheint der Spagat zwischen „Macho" und „Softie", alter und neuer Vaterschaft offensichtlich zu gelingen.

Wie erwähnt, identifizieren sich zwei Drittel der Männer mit der Rolle des Vaters und geben eine hohe Zufriedenheit an. 2007 lag der Anteil der Väter, die in Deutschland Elterngeld bezogen bei 10,5 %, 2015 lag dieser Anteil bei 34,5 % (bei im Schnitt über 3,1 Monaten bezogenem Elterngeld). Zwischen 2015 und 2018 sind weitere 106.479 Männer in Elternzeit gegangen, was einem Zuwachs von 33 % entspricht.

Wenn da aber die nüchterne Statistik nicht wäre: Vor einigen Jahren wurde eine Studie an Hausmännern durchgeführt, d. h. an Männern, die auf eine eigene berufliche Verwirklichung zugunsten der Berufstätigkeit ihrer Partnerin verzichtet hatten und sich ausschließlich um die Versorgung und Pflege der gemeinsamen Kinder kümmerten. Diese Studie kam zu dem erschreckenden Ergebnis, dass Hausmänner eine deutlich erhöhte Mortalität haben, d. h. sie sterben früher!

Eine ebenfalls interessante Statistik findet sich im Gesundheitsreport 2013 der Techniker Krankenkasse, in dem die Daten von 3,91 Mio. erwerbstätigen Versicherten der Techniker Krankenkasse ausgewertet wurden. Für den erwähnten Bericht der Techniker Krankenkasse wurde die gesundheitliche Situation der teilzeitig berufstätigen Mitglieder untersucht. Im Jahr 2013 arbeiteten im Durchschnitt fast 23 % aller berufstätigen Mitglieder teilzeitig. Hierbei gingen 2 von 5 Frauen (knapp 40 %) nicht vollzeitig in Büro oder Firma, bei den Männer aber nur 7,4 %. Teilzeitig arbeitende Männer waren zwar insgesamt etwas seltener krankgeschrieben als Männer, die vollzeitig berufstätig waren, allerdings waren diese deutlich mehr von psychischen Diagnosen betroffen, als Vollzeitbeschäftigte und – Achtung – sie schlucken auch mehr Antidepressiva. Männer in Teilzeit bekommen zu 53 % mehr dieser Psychopharmaka verschrieben als jene in Vollzeit – bei Frauen liegt dieser Unterschied nur bei 8 %.

„Mach dein Ding"

Woher rühren die Unterschiede bei Hausmännern und teilzeitig beschäftigten Männern im Hinblick auf das Sterberisiko und die Erkrankungswahrscheinlichkeit – allen voran an einer Depression?

Die Antwort lässt sich aus Herbert Grönemeyers Frage: „Wann ist ein Mann ein Mann?", ableiten, da Männer ihren Selbstwert immer noch stark über ihre Rolle als arbeitender Mann definieren. Eine Besonderheit des männlichen Geschlechts ist, dass für das männliche Identitäts- und Selbstwertgefühl die Präsenz in der Arbeitswelt extrem wichtig ist. Macht und Erfolg im Beruf zu haben spielen für die männliche Identität und das männliche Selbstwertgefühl die vordringliche Rolle – wohl nicht ohne Grund heißt das Credo der Hornbach-Werbung: „Mach dein Ding!"

Das Bild des beruflich erfolgreichen Mannes fungiert im inneren Erleben immer noch als handlungsleitende Ideologie, an der sich Männer selbst messen und von anderen gemessen werden. Wer nicht als Haupternährer der Familie auftreten darf, seinen Stolz nicht aus dem Beruf bezieht, dem geht es als Mann öfter schlechter als den Frauen in derselben Situation, mit den oben dargestellten gesundheitlichen Folgen und wie bekannt, sind arbeitslose Männer wesentlich häufiger ernsthaft körperlich erkrankt und leiden signifikant häufiger an Depressionen. „Für Väter gibt es kaum etwas, das einen so negativen Einfluss auf die Zufriedenheit hat, wie weniger zu arbeiten", so der Soziologe Martin Schröder, der für eine Studie über Zufriedenheit 57.627 Probanden befragt hat. Am zufriedensten seien Väter, die viel arbeiten und schlimmer als Teilzeit sei für Männer nur Arbeitslosigkeit. Dies deckt sich mit der Tatsache, dass arbeitslose Männer wesentlich häufiger ernsthaft erkrankt sind und signifikant häufiger an Depressionen leiden.

Auch der „Better Life Index" der OECD zeigt dies. Etwas vereinfacht zusammengefasst, versucht dieser Index ein globales Bild davon zu bekommen, wie das Wohlbefinden von Menschen auf der Grundlage ihrer Einstellungen und Werte entsteht. Es geht z. B. darum wie viel Wert die Menschen in den unterschiedlichen Ländern auf die eigene Gesundheit, die Ausbildung oder materielle Dinge legen. Dabei sind die Ergebnisse natürlich von Land zu Land verschieden. Studienteilnehmern in Afrika oder Lateinamerika sind die finanziellen Verhältnisse beispielsweise wichtiger als Bürgern in Nordamerika. Unterschiede werden aber nicht nur zwischen den Ländern deutlich, auch das Geschlecht spielt eine Rolle. Männer achten mehr auf das Einkommen, vernachlässigen dafür aber das gesellschaftliche Leben und die Gesundheit.

Frauen sind weiser

Die Überschrift dieses Kapitels lautet „Ein wenig Gejammer" und daher darf ich eine Lanze für die „armen" Männer brechen und auch ein bisschen klassische Rollen-Klischees vertreten. Im Gegensatz dazu kann aber herausgestellt und den Frauen attestiert werden, dass diese einen wesentlich besseren Umgang mit sich selbst haben, dies vor allem, da ihr Selbstwert eben nicht **ausschließlich** von beruflichem Erfolg gestützt werden muss, sondern weil dieser aus mehreren Rollen erwachsen und dadurch wesentlich besser reguliert werden kann als Männer hierzu offensichtlich in der Lage sind.

In den Shell-Jugendstudien werden seit 50 Jahren Sichtweisen, Stimmungen und Erwartungen von Jugendlichen in Deutschland dokumentiert und ausgewertet, um nachzeichnen zu können, auf welche Weise junge Menschen in Deutschland mit Herausforderungen umgehen und welche Verhaltensweisen,

Einstellungen und Mentalitäten sie hierbei herausbilden. Wiederholt bestätigte sich dabei, dass Mädchen wesentlich flexibler in ihren Rollenvorstellungen sind als ihre männlichen Altersgenossen. Für Frauen haben vor allem auch Bindungen und Beziehungen einen hohen Stellenwert, Dinge, die Männer für ein Weiterkommen im Job gerne vernachlässigen. Frauen „quatschen" gerne mit Freundinnen und tauschen sich aus – Männer sitzen gerne stundenlang schweigend mit einem Freund angelnd an einem See oder gemeinsam auf einem Hochsitz, um am Ende dieses Tages zu sagen: „Was für ein grandioser Tag!"

Männliche Bastionen erodieren oder werden „oldschool"
Schwierig ist für Männer sicherlich auch, dass im Berufsleben zunehmend weibliche Eigenschaften und Stärken, wie Sozialkompetenz und Kommunikationsfähigkeit, verlangt werden im Gegensatz zu rollenkonformem, egoistischem Rivalisieren. So herrscht also auch im „Kernbereich" des männlichen Identitäts- und Selbstwertgefühls – dem Arbeitsleben – bei Männern aktuell eine Identitäts-Diffusion vor. Ohne Softskills, ohne Sozialkompetenz, ist berufliches Weiterkommen heutzutage zunehmend schwierig und dieses Thema hat in der Personalpolitik für viele Unternehmen inzwischen hohe Bedeutung erlangt. Die globale Dienstleistungsgesellschaft verlangt mehr nach kommunikativen Fähigkeiten, um erfolgreich in sozialen und beruflichen Netzwerken arbeiten zu können. In vielen Bereichen der Arbeitswelt haben traditionelle Männlichkeitsmodelle, etwa das der kategorisch-phallischen Durchsetzungsfähigkeit („Basta!") oder das des „lonesome Cowboys", der einsam seine Entscheidungen trifft, ausgedient. Frauen sind bildungsaffiner, der Gender Pay Gap wird hoffentlich bald der Vergangenheit angehören und die höhere Bildungsaffinität wird – etwas überspitzt dargestellt – dazu führen, dass es künftig mehr Hochschulprofessorinnen geben wird, während für Männer Jobs als Baggerführer übrig bleiben.

Wer die Entwicklungen auf dem Gebiet der Reproduktionsmedizin (ein, wie ich finde, fürchterlicher Begriff für „Kinderwunsch-Medizin") verfolgt, wird zustimmen müssen, dass der Mann, als „Erzeuger" in einigen Bereichen in die vollständige Anonymität, „Beliebigkeit" und Bedeutungslosigkeit geraten ist. Ohne rückschrittlich wirken zu wollen denke ich, dass es für die Männerwelt auch eine Erschütterung darstellte, als der ehemalige Zehnkampf-Olympiasieger und Weltrekordhalter Bruce Jenner im Jahr 2015 von Annie Leibovitz als nunmehr Catlyn Jenner für das Titelblatt der *Vanity Fair* fotografiert wurde. Ein Zehnkämpfer, ein Olympionike gewandelt zur Frau! Im selben Jahr unterlag der 27-jährige transsexuelle Aydian Dowling in einer Leser-Abstimmung der etablierten Männer-Zeitschrift *Men's Health* nur knapp in der Abstimmung zum „Ultimate Guy", die das Magazin ausgerufen hatte und der das Titelblatt der November-Ausgabe der Zeitschrift zieren sollte. Als Kriterien für den „Ultimate Guy" suchte *Men's Health* einen Mann, der „alle Qualitäten besitzt, die den heutigen gutgebauten, aktiven, gesundheitsbewussten und fürsorglichen Mann" ausmachen. Der *Stern* berichtet in einer der April-Ausgaben 2017 von einer Untersuchung der amerikanischen Regierung, wonach im US-Militär derzeit 13.000 Menschen dienen, die sich selber als transgender bezeichnen. Dies ist ein höherer Anteil als in der Zivilbevölkerung. 2017 hatte der *Playboy* erstmals ein Transgender-Model zum Playmate des Monats gekürt. Das Magazin widmete Ines Rau acht Seiten sowie das berühmte Centerfold. Es handelte sich um die November-Ausgabe, die ein Schwarz-Weiß-Foto von Hugh Hefner auf dem Titel trug, der wenige Wochen vorher gestorben war. In Madrid, Tokyo, Toronto und vielen Städten der USA gibt es in öffentlichen Verkehrsmitteln mittlerweile Hinweisschilder, die „Menspreading" – das typische, breitbeinige Sitzen der Männer – unter Androhung einer Geldstrafe untersagen. Finanzminister Olaf Scholz verkündete im November 2019, dass er plane, Männergesangsvereinen und Schützenbruderschaften die Gemeinnützigkeit abzuerkennen, da Frauen dort nicht Mitglied werden können. Pierce Brosnan, zwischen 1995 und 2002 mit der Lizenz zum Bond-Sein ausgestattet, hat sich jüngst dafür ausgesprochen, dass der nächste James Bond eine Frau wird („Jane Bond").

Wo sind sie, die letzten Bastionen der Männlichkeit?

„Identitäts-Diffusion" und die Gegenbewegung

In der Männerwelt herrschen seit Längerem eine Suche und eine Identitäts-Diffusion vor. Es werden vielleicht daher in zunehmendem Maße Männer-Kongresse veranstaltet und Bücher veröffentlicht (wie das viel diskutierte Buch von Ralf Bönt *Das entehrte Geschlecht – ein notwendiges Manifest für den Mann*).Im Internet schießen Männerforen und Blogs zum Thema „Maskulismus", bzw. „Maskulinismus" wie Pilze aus dem Boden, und es gibt jede Menge Podcasts für Männer-Themen. Christopher Heinemann, Geschäftsführer des Retro-Kaufhauses Manufactum, spricht von einer „Re-Emanzipation" des Mannes und führt in diesem Zusammenhang die neu eröffnenden Barber-Shops an, die keine Frauen zulassen.

Die Frage ist, wie viel weibliche Eigenschaften und Stärken, wie viel weibliche Anteile und wie viel „androgyn parenting" verträgt der Mann? Vielleicht machen sich die „neuen Väter" in vielen Fällen doch noch ein Stückchen etwas vor und überfordern die Regulationsfähigkeit ihrer narzisstischen Homöostase durch Frühstücksbrote schmieren, Windeln wechseln und Kinderfahrdienste. Heinz Kohut, ein von mir sehr geschätzter österreichisch-amerikanischer Psychoanalytiker, hat den Begriff der „transmutierenden Verinnerlichung" geprägt. Er bezog diesen Begriff auf die seelische Entwicklung des Kindes und auf die Veränderungsprozesse innerhalb psychoanalytischer Therapien. Er sagt, dass Selbstbilder/Selbststrukturen sich häufig nur langsam wandeln (und Kohut spricht in diesem Zusammenhang auch von „dosierten Frustrationen", die hierfür erforderlich sind – in dem Sinne, dass Veränderungen immer von Kränkungen und Frustrationen begleitet sind, diese Frustrationen aber wohl dosiert sein müssen und nicht zu abrupt sein dürfen). Die *Bild am Sonntag* betitelte die, von mir bereits erwähnte Ausgabe: „Sind Väter heute anders oder tun sie nur so?". Vielleicht hat die *Bild-Zeitung* Recht und, um mit Kohut zu sprechen, ist hier doch noch mehr „transmutierende Verinnerlichung" erforderlich. Es erfordert vielleicht noch eine weitere Väter-Generation, bis die Anforderungen an die „neuen Väter" mit entspanntem Selbstverständnis in das männliche Selbstbild integriert sein werden.

3.3   Ein wenig Gejammer: arme Söhne

Das Wegschauen und die Folgen

Jungen in der Krise lautet der Titel eines Buches von Frank Dammasch, der auch in anderen Publikationen und mit weiteren Autoren unter sozialpsychologischen und psychoanalytischen Perspektiven darlegt, dass und weshalb Jungen stärker als Mädchen unter den sozialen Veränderungen der Moderne leiden. Man habe sich, so Dammasch, stillschweigend daran gewöhnt, dass die kinderpsychotherapeutischen und -psychiatrischen Praxen ebenso wie Erziehungsberatungsstellen stark überproportional von Jungen mit psychischen Störungen, allen voran mit Verhaltensstörungen, frequentiert werden. Kai von Klitzing, Ordinarius für Kinder- und Jugendpsychiatrie am Universitätsklinikum Leipzig führt an, dass 70 % der männlichen Patienten der kinderpsychiatrischen Universitätsklinik Leipzig nicht mit ihren Vätern zusammen aufwuchsen. 85 % der inhaftierten Straftäter in den USA wuchsen ohne Vater auf und für männliche Patienten in Suchtkliniken gelten ähnlich hohe Zahlen.

Mädchen als Gewinner in den Bildungssystemen

Die Bedeutung des Geschlechts sei dabei jedoch erst in den gesellschaftlichen Diskurs geraten, seitdem auch die schulische Bildungskompetenz von Jungen ernsthaft gefährdet scheint – dass der Suizid die zweithäufigste Todesursache von Jungen ist und Jungen sich sechsmal häufiger selber umbringen als Mädchen im gleichen Alter ist als Gefährdung seit Jahren bekannt. Die internationalen Vergleichsstudien brachten es wiederholt an den Tag: Sowohl 10-jährige in der IGLU (Internationale Grundschul-Lese-Untersuchung) als auch

15-jährige Jungen in der PISA-Studie waren den gleichaltrigen Mädchen in der Lese- und Reflexions-Kompetenz deutlich unterlegen. Die Statistiken bestätigen darüber hinaus den stetigen Bildungsabstieg der Jungen. Waren vor 30 Jahren Abiturienten noch mehrheitlich männlich, so waren es im Jahr 2016 nur noch 45 % mit weiter fallender Tendenz. Hauptschulabgänger dagegen gehören zu zwei Dritteln dem männlichen und zu einem Drittel dem weiblichen Geschlecht an und Schulabbrecher sind beinah ausschließlich männlich. Es gibt ganze Studiengänge und Berufsfelder, in denen sich diese Folgen zeigen: Die Medizin gerät zunehmend fest in weibliche Hand, die Psychotherapie ist schon seit längerem weiblich. Ich habe in meiner Praxis immer versucht, eine „paritätische" Geschlechterverteilung von männlichen und weiblichen Therapeuten zu beschäftigen. Es ist über die Jahre zu einem immer schwierigeren Unterfangen geworden, z. B. männliche Ausbildungsassistenten zu finden. Psychotherapeutische Ausbildungsinstitute rollen männlichen Interessenten mittlerweile den „roten Teppich" aus, damit diese sich für eine psychotherapeutische Ausbildung und Berufswahl entscheiden.

Alle Befunde, so Dammasch, sprächen dafür, dass es Jungen schlechter als Mädchen gelingt, sich an die sozialen Veränderungen und Bildungserfordernisse der Moderne flexibel anzupassen und er geht in einem Aufsatz im *Deutschen Ärzteblatt* der Frage nach, was die emotionale und kognitive Entwicklung und die soziale Anpassungsfähigkeit der heranwachsenden männlichen Generation behindert.

Jungen brauchen Männlichkeit
Die psychoanalytische Forschung kommt zu dem Schluss, dass Jungen im Rahmen ihrer Identitäts-Entwicklung und bei der Entwicklung der Fähigkeit, Impulse angemessen kontrollieren zu können, auf positive Interaktions- und Identifikations-Erfahrungen mit ihrem Vater angewiesen sind und dass die Erfahrung von Stabilität und Flexibilität in einer ausbalancierten Vater-Mutter-Sohn-Beziehung Grundbaustein für eine gesunde Entwicklung ist.

Eine psychoanalytische orientierte Langzeit-Studie der Kinder- und Jugendpsychiatrie der Universität Basel konnte zeigen, dass Jungen umso weniger aggressive Konfliktlösungsmodelle im Alter von vier Jahren benutzen, je eingebundener und positiv erfahrbarer der Vater in der Familie ist (zitiert nach Dammasch). Daten eines Forschungsprojektes der Universität Frankfurt am Main zum Zusammenhang von emotionaler und kognitiver Entwicklung von Schulkindern in der zweiten Klasse deuten darauf hin, dass auch für das Lernen väterliche Präsenz und die Möglichkeit, Bilder von Männlichkeit verinnerlichen zu können, bedeutungsvoll sind (ebenfalls zitiert nach Dammasch). Vor allem Jungen mit abwesenden Vätern haben häufig ein „strukturelles Triangulierungs-Defizit", das mitverantwortlich für die Lern- und Verhaltensstörungen sein kann. Wir werden uns später noch näher mit dem Begriff der Triangulierung, dem Dreieck Vater-Mutter-Sohn, befassen. Die Sicherheit und Flexibilität vermittelnde Präsenz eines Vaters, der mit der Mutter liebevoll und wertschätzend verbunden ist, scheint für das spätere Leben der Jungen stärker als für Mädchen von Wichtigkeit zu sein, dies ist die Kernaussage der Baseler Studie. Hierbei gibt es natürlich die Tragik immer mehr alleinerziehender Mütter, weil Väter sich aus dem Staub gemacht haben und es gibt zweifelsohne desinteressierte, innerlich abwesende Väter. Ebenso entscheidend ist aber auch, welchen Umgang, welche innere Einstellung, wie viel „Öffnen" den Müttern möglich ist, denn Väter können auch nur so weit involviert sein, wie die Kindsmütter es zulassen, darüber ist sich die Forschung einig. Nach Dammasch sind für die sich abzeichnende Krise der Jungen vor allem aber auch sozialpsychologische Faktoren von Bedeutung, da Jungen außerhalb der Familie bis zum 10. Lebensjahr in den pädagogischen Institutionen kaum männliche Bezugspersonen finden. In Krippe, Kindergarten und Grundschule werden sie fast ausschließlich von Frauen erzogen (an Grundschulen ist zumeist nur der Hausmeister männlich), weshalb einige Autoren auch vom heutigen „Erziehungs-Matriarchat" sprechen. Es fehlt den Jungen so an professionellen Identifikations-Personen, an positiver Spiegelung und sozialer Anerkennung männlicher Interaktionsmuster. Gerade wenn der Vater zu Hause fehlt oder „blass" bleibt, brauchen Söhne in Krippe, Kindergarten und Grundschule männliche Bezugspersonen. Dies ist, so Dammasch, wichtig, da besonders Jungen für eine positive Entwicklung, neben der notwendigen erzieherischen Begrenzung, mehr noch das „Auffangen" und die Formung ihrer Affekte in einem motorisch und körperbetonten spielerischen Dialog mit einer Bezugsperson benötigen, die das spezifisch Männliche des Jungen wertschätzt und formt.

„Pathologisieren" jungenhaften Verhaltens

In einem, von mir über diese Thematik gehaltenen Vortrag meldete sich eine Zuhörerin, Mutter zweier Söhne, und erzählte nachfolgende Geschichte: Ihr 15-jähriger Sohn habe im gemischten Sportunterricht in der Schule Handball als Thema gehabt. In einem Spiel habe er am Kreis zum Wurf angesetzt und sei mit zwei Mitschülerinnen, die die Hände zum Block erhoben hatten, zusammengeprallt. Die Sportlehrerin habe den Jungen hieraufhin für den Rest der Stunde auf die Ersatzbank verbannt und gab ihm darüber hinaus einen Eintrag, da sein Torwurf „ein Angriff und eine aggressiver Akt" gewesen sei, der die Mädchen „verängstigt" habe. Im selben Kontext berichtete mir ein

Vater, wie er neulich zu einem Elterngespräch in den Kindergarten gebeten wurde, da sein Sohn „Schadenfreude" gezeigt habe.

Viele Jungen fühlen sich mit ihren speziellen Vorlieben und Vorstellungen – weniger aufgrund der personellen als vielmehr der inhaltlichen Feminisierung der Bildung – nicht mehr ausreichend wahrgenommen und anerkannt. Das obige Beispiel zeigt, wie auch von Dammasch konstatiert, dass typische Verhaltensmuster von Jungen, die früher vielleicht noch mit „so sind die wilden Kerle halt" konnotiert wurden, in der weiblich dominierten Pädagogik zunehmend als „störendes Verhalten" pathologisiert werden. Der Sozialisationsforscher Klaus Hurrelmann sagt: „Wahrscheinlich ist es so, dass die aktuellen Bildungssysteme und auch die Familien die Jungs bewusst benachteiligen." Folge ist aber auch, dass, während sich Mädchen in ihrer Weiblichkeit positiv gespiegelt erleben können, sowohl von der Mutter, als auch von den Erzieherinnen im Kindergarten und später den Lehrerinnen in der Grundschule, den Jungen häufig eine solche Sicherheit und Vielfalt vermittelnde Spiegelung der männlichen Identität fehlt. Jungen dürfen z. B. in den Kindergarten in der Regel ihre Pistolen oder Schwerter nicht mitbringen, Mädchen ist das Mitbringen ihrer Puppen oder ihrer Hello-Kitty-Ordner selbstverständlich erlaubt (zitiert nach Dammasch).

„Male-Bashing"

„Die Zukunft ist weiblich" ist ein Motto, das in den 1990er-Jahren ausgerufen wurde und „male bashing" hat Hochkonjunktur. Man stelle sich einen Zwölfjährigen vor, der den aktuellen Diskurs um die „toxische Männlichkeit" („Toxic Masculinity") und – bei aller Wichtigkeit dieser Bewegung – die „Me-Too"-Debatte in sein männliches Selbstbild integrieren muss. Welche Verunsicherung hat sich hierdurch möglicherweise in unseren Söhnen festgesetzt? Amerikanische Mütter haben mittlerweile in einem Blog ein Manifest formuliert: „How Male Bashing Is Killing Our Sons". Hierin beschreiben sie, wie die „ständige Herabsetzung von Männlichkeit" die Entwicklung ihrer Söhne lähme.

Die Hirnforschung nicht vergessen!

Es gilt im Zuge solcher Überlegungen die spezifischen Unterschiede in der Hirnreifung zwischen Jungen und Mädchen zu berücksichtigen, insbesondere im Jugend- und jungen Erwachsenenalter. Es ist heute neurobiologisch belegt, dass bei Jungen das Frontalhirn – etwas vereinfacht ausgedrückt der „Sitz der Vernunft" und des „vernünftigen Abwägens" – sich deutlich später ausbildet bzw. deutlich später reift als bei Mädchen. Mädchen sind daher „vernünftiger" und planender. Das jugendliche männliche Gehirn wird (Neurobiologen mögen mir die groben Vereinfachungen verzeihen) von Testosteron überschwemmt, gleichzeitig ist aber der „Vernunfts-Prozessor" noch nicht ausgereift. Dies bedingt jungenspezifischen Übermut, draufgängerisches Verhalten, „Dummheiten" und eine deutlich erhöhte Risikobereitschaft (weshalb in unfallchirurgischen Notaufnahmen dreimal so häufig Jungen als Mädchen anzutreffen sind).

Achtung Gefahr: Die Flucht in phallische Identifikation und Phantasiewelten

Die Psychoanalyse weiß, dass die mangelnde positive Anerkennung oder Sanktionierung männlicher Interaktionsmuster häufig zu einer „Über-Kompensation" in Form einer einseitigen Orientierung an schlichten phallischen Leitbildern führt. So neigen viele Jungen heute dazu, ihre labile männliche Identität, ihre Identitäts-Diffusion, durch virtuelle, großartige kämpferische Männlichkeits-Bilder zu stabilisieren. Hieraus erklärt sich unter anderem die Popularität von Gangster-Rappern. Online-Killer-Spiele werden fast ausschließlich von Jungen gespielt und schließlich sind auch 98 % aller Amok-Läufer männlich.

3.4 Justitia im Strafvollzug und die neue Fair-Play-Regelung des DFB

Wer zieht die Grenzen?

Ich bin in Hessen aufgewachsen, dem Bundesland, in dem es das erste Frauenministerium gab – ein „Männerministerium" hat es bis zum heutigen Tage nicht gegeben. Es gibt in Deutschland knapp 200 Lehrstühle für Frauenforschung, jedoch keinen einzigen Lehrstuhl für Männerforschung. Und auch ein weiterer Aspekt scheint mir interessant: In hessischen Justizvollzugsanstalten hat in den letzten Jahren eine Entwicklung stattgefunden, die sich künftig wohl noch verstärken wird, nämlich dass Leitungsfunktionen zunehmend und teilweise überwiegend von Frauen besetzt werden – dies sowohl in der Verwaltung, als auch in der direkten Bewachung der Gefangenen. Dem gegenüber steht die Statistik, dass knapp 95 % aller Inhaftierter männlichen Geschlechts sind und dass der Anteil der Männer in der Sicherungsverwahrung bei über 99 % liegt.

Nach klassischer psychoanalytischer Auffassung kommt ursprünglich dem Vater das Strafende, Grenzziehende und die hieraus resultierende Ausbildung des Über-Ichs (die Ausbildung von Moral und Gewissen) zu. Diese, sicherlich diskutable Vorstellung, ist in Justizvollzugsanstalten offensichtlich gerade im Wandel, indem die Exekutive hier zunehmend weiblich wird. Auch in Bezug auf die Legislative blicken wir in der Bundesrepublik in den letzten Jahrzehnten auf eine Tradition von Justiz-Ministerinnen (Däubler-Gmelin, Leutheusser-Schnarrenberger, Zypries, Barley, Lambrecht), Aspekte, die im Kontext mit der, im letzten Abschnitt erwähnten „Feminisierung" des Erziehungs- und Bildungswesens aus meiner Sicht eine psychologische Dimension haben.

Wer hat auf dem Platz das Sagen?

Daran anschließend erscheint mir auch interessant, dass der DFB 2013 als „innovative Organisationsform für den Kinder-Fußball" (betreffend Bambini, G- und F-Jugend) die „Fair-Play-Liga" eingeführt hat. Hierbei gelten weiterhin die normalen Fußballregeln für die jeweiligen Altersklassen. Hinzu kamen jedoch drei Zusätze: Zum einen müssen Eltern und Zuschauer nunmehr mindestens 15 m weit vom Spielfeldrand stehen, was aggressive Kommandos und übereifrige „Anfeuerungsrufe" eindämmen soll. Weiterhin wird den Trainern beider Mannschaften ein gemeinsames Terrain zugewiesen, sodass die klassischen „Lagerbildungen" unterbunden werden und beide Trainer sozusagen als „ein Trainer-Team" auftreten sollen. Neben diesen (aus meiner Sicht als viele Jahre am Spielfeldrand stehender Vater) durchaus sinnvollen Maßnahmen, wurde noch eine dritte Neuerung eingeführt: In den erwähnten Altersklassen wird künftig ohne Schiedsrichter gespielt und die Kinder sollen sich selbst über Foul oder Nicht-Foul, Eckball oder Abstoß und über die Einhaltung der Regeln und der zu treffenden Maßnahmen bei Regelverstößen miteinander abstimmen und gemeinsam entscheiden. Auf der Homepage des DFB heißt es hierzu: „Diese Regel sorgt dafür, dass die Kinder selbst Verantwortung übernehmen und Entscheidungen treffen. Sie befinden sich im besten Lernalter. Es gilt, ihnen beizubringen, dass sie selbst dafür verantwortlich sind, dass ein Spiel sauber und fair abläuft, dies vergessen sie dann hoffentlich später nie mehr! Falls die Spieler einmal nicht weiter wissen, kommen ihnen die Trainer gemeinsam zur Hilfe".

Ich möchte an dieser Stelle nicht den unter Umständen pädagogischen Nutzen der letztgenannten Regelung in Frage stellen. Diese neue Regelung – der Wegfall des Schiedsrichters – unterstreicht aber doch auch den Wegfall grenzziehender, „klarer", „väterlicher/richterlicher" Instanzen. Gab es für die Kleinen früher Schiedsrichter, die die Regeln vertraten, auslegten und umsetzten („Abstoß oder Ecke", „Rote Karte" oder „Platzverweis"), so ist der fußballerische Nachwuchs in Bezug auf die Ausbildung des fußballerischen

Über-Ichs, in Bezug auf die Interpretation und Anwendung der Fußball-Regeln, sich nunmehr selbst überlassen. Seitens des DFB heißt es an anderer Stelle, man wolle „den Kindern das Spiel zurückgeben".

3.5   Schlussbemerkung

Ach, ein bisschen gepflegtes Jammern und Mitleidheischen tut doch immer gut. Ich wollte Sie dafür sensibilisieren, dass ein breiter Konsens darüber existiert, dass sowohl Väter wie auch Söhne, aktuell in einer Krise sind und dass für die Söhne institutionelle gesellschaftliche Veränderungen wünschenswert sind, wogegen die Väter eher „transmutierend" neue Rollenverständnisse verinnerlichen müssen, damit die Grönemeyersche Frage: „Wann ist ein Mann ein Mann?" abschließend beantwortet werden kann.

4

Vaterrolle und Vaterbild im Wandel der Geschichte

Inhaltsverzeichnis

» Macht denn nur das Blut den Vater?
  (Gotthold Ephraim Lessing)

4.1   „Kultivierte" Vaterschaft

Der Erziehungswissenschaftler und Soziologe Michael Matzner betont, dass Vaterschaft immer innerhalb einer bestimmten sozialen und kulturellen Umwelt gelebt und gestaltet wird, indem die jeweilige Kultur mit ihren Leitbildern und Normen, Sitten und Gewohnheiten einen großen Einfluss auf die Vorstellung und Ausgestaltung von Väter-Rollen hat. Im Vergleich zu den Müttern, so Matzner, habe Kultur bei den Vätern doch eine noch höhere und auch spezifisch andere Bedeutung, wenn es um die Definition eines Bildes von Vaterschaft und der Ausgestaltung einer Rolle als Vater gehe.

Naturgegebene Mutterschaft

Bei den Müttern bewirke das Zusammenwirken von Natur und Kultur, dass in jeder Kultur der Mutter die Aufgabe der Kinderbetreuung und

© Springer-Verlag GmbH Deutschland, ein Teil von Springer Nature 2020
A. Cherdron, *Väter und ihre Söhne*, https://doi.org/10.1007/978-3-662-60363-5_4

-versorgung, zumeist als hauptverantwortliche Person, zugeschrieben werde. Mütter hätten normativ nicht die Möglichkeit, ihre soziale Rolle als Mutter nicht anzunehmen. Sie dürften zwar manche Dinge delegieren, um nicht als „Rabenmütter" beschimpft zu werden, jedoch nicht den Kern der gesellschaftlich definierten Mütterlichkeit im Sinne von Versorgung und enger emotionaler Zuwendung zum Kind. Dem hier Gesagten entsprechend zeigte eine Auswertung von 150 Kulturen, dass in über 90 % die Mütter in den ersten zwei Jahren die Pflege der Kinder übernehmen und schon 1762 schrieb der französische Philosoph Jean-Jacques Rousseau, dass die Mutter-Kind-Bindung „ganz und gar natürlich" sei, die Vater-Kind-Bindung jedoch „kultiviert werden" müsse. Mutterschaft scheint also klarer definiert und den Begriff „bemuttern" könnte wohl jeder irgendwie erklären. Der Begriff „bevatern" erscheint unklarer und daher meint auch der Psychoanalytiker und Familientherapeut Jürgen Grieser zu Recht: „Nicht die Biologie, sondern die Kultur bringt Vater und Sohn an einen Tisch!"

Warum sind Vaterwelt und Vaterrolle aber weniger selbstverständlich definiert?

Väter blieben lange „außen vor"

Durch Schwangerschaft, Geburt und gegebenenfalls Stillen besteht eine naturgegebene Nähe des Kindes zur Mutter und eine „biologische Distanz" der Väter zum Kind. Daher hängt es für Väter – weit mehr als bei den Müttern – von der entsprechenden Kultur ab, **wann** und **wie** man/Mann sozialer Vater wird. Heute erscheint die Teilnahme der Väter an der Geburt in Deutschland als eine Selbstverständlichkeit und knapp 90 % der Väter sind bei der Geburt ihrer Kinder im Kreißsaal anwesend. Bis Ende der 1970er-Jahre waren Männer in der Regel von der direkten Teilnahme an der Geburt ausgeschlossen und bis zu den ersten Geburtsvorbereitungskursen sollten noch viele weitere Jahre ins Land ziehen. Auch war die Geburt in zurückliegenden Zeiten und in den meisten Kulturen eine reine Frauenangelegenheit, die von Hebammen oder geburtserfahrenen Frauen durchgeführt wurde, die Väter waren allenfalls als Beschützer und für die „Infrastruktur" im Umfeld des Geburtsvorgangs wichtig. Die, sich in der ersten Hälfte des 20. Jahrhunderts vollziehende Verlagerung der Geburten in die Krankenhäuser, enthob die Väter von diesen Funktionen und es war diesen nunmehr auch keine indirekte Anwesenheit beim Geburtsvorgang mehr möglich. Das traurige Bild des nervös vor der Kreißsaal-Tür auf- und ablaufenden oder in der Kneipe wartenden Vaters setzte sich in den Köpfen fest. Viele Väter haben das Gefühl, in den medizinischen Versorgungsstrukturen für die Kindsmütter „marginalisiert" zu werden. Mary Steen, australische Professorin für Hebammenmedizin, befragte Männer aus neun Industrieländern über deren Erfahrungen während und nach der Geburt. Viele der Befragten gaben in diesem Zusammenhang an, sich „irgendwo im Niemandsland zwischen einem Patienten und einem Besucher" gefühlt zu haben.

Väter einbinden

Namhafte Organisationen wie die WHO und die UNO machen sich heute dafür stark, dass die Väter, wenn möglich, in alle Entscheidungen und Prozesse im Rahmen von Schwangerschaft und Geburt eingebunden werden sollen. Dieses Einbinden macht aus vielerlei Sinn: Untersuchungen belegen einen positiven Einfluss auf die Qualität der Elternschaft. Weiterhin setzt die Bindung zwischen Vätern und ihren Neugeborenen manchmal verzögert ein – vorgeburtliche (Ein-)Bindung kann dies verhindern. Eine sichere Vater-Kind-Bindung in Kombination mit einer guten Qualität der Beziehung sind nachgewiesene Promotoren für die seelische Gesundheit des Nachwuchses. In Kap. 2 hatte ich die postnatale Depression des Mannes beschrieben. Diese tritt seltener bei Vätern auf, die sich bereits in der Schwangerschaft eingebunden fühlten und ein „inneres Bild" von Familie entwickeln konnten. Apropos Bild: Deutschland führte 1979 als erstes Land auf der Welt den Ultraschall als Routine-Untersuchung während der Schwangerschaft ein. Ebenso wie den Müttern ermöglichte dies vor allem auch den Vätern eine völlig neue Möglichkeit der Teilhabe an Schwangerschaft. Ein italienisches Forscherteam um Pier Righetti konnte nachweisen, dass Väter, die während der Schwangerschaft dreidimensionale 3D-Ultraschallbider oder 4D-Ultraschall-Sessions („Baby-Kino") von ihren Föten sahen, eine stärkere Beziehung zu diesen aufbauen konnten, als Väter, die im Rahmen der Studie lediglich die routinemäßigen schwarz-weiß-grauen 2D-Ultraschallbilder zu Gesicht bekamen. Auf solche technischen Möglichkeiten konnten unsere Vorfahren noch nicht zurückgreifen. Das biologische Distanz-Empfinden der Väter war in der Altsteinzeit (genauer gesagt, im Paläolithikum, d. h. etwa 600.000–8000 v. Chr.) wohl ungleich größer, da der Menschheit der Zusammenhang von Zeugungsakt, Schwangerschaft und nachfolgender Geburt aller Wahrscheinlichkeit nach noch nicht bekannt war. Das Wunder der Fortpflanzung wurde alleine den Frauen zugeschrieben, allenfalls unter göttlicher Mithilfe, so die Forscher.

4.2 Gibt es einen männlichen Gebärneid?

Sigmund Freud entwickelte die Theorie vom „Gebärneid" des Mannes. Er sagte, dass es eine neidvolle Kränkung für die Männer sei, dass sie keine Kinder zur Welt bringen können, für das Leben überhaupt abhängig zu sein von einer Frau und weil es darüber hinaus nur die Mütter seien, die wüssten, von wem das Kind wirklich stamme (Freud schrieb dies lange bevor man/Mann im Internet Vaterschaftstests bestellen konnte). Er sagt weiterhin – und wir wären wieder einmal beim Begriff der Sublimierung – dass Männer auf Grund dessen die Angewohnheit haben, eigenes „Unsterbliches", zumeist „Phallisches", errichten zu wollen. Waren es früher Obeliske und Triumph-Bögen, die errichtet wurden, so sind es heute immer höher werdende Hochhäuser („Banken-Türme") oder manch andere „kolossalen" Bauwerke, die Männer nach Freud'schem Verständnis als weithin sichtbare „Phallusse" errichten, um die Kränkung darüber zu kompensieren, dass neues Leben anhaltend aus dem Bauch der Frauen heraus zur Welt kommt. In früheren Kulturen und in primitiven Kulturen lassen sich sogar nachgeburtliche Bestrafungsrituale den Müttern gegenüber identifizieren, weshalb ein bisschen Sublimierungsfähigkeit der Männer in Form der Verfeinerung des Hochbauwesens der Menschheit sicher dienlicher ist. Diese Theorie scheint ihnen zu „abgefahren"? Dann erklären Sie mir bitte, warum im Jahr 1994 die amerikanische Filmkomödie „Junior" ein weltweiter Kinoerfolg wurde, in der Arnold Schwarzenegger – immerhin siebenfacher Mr. Olympia und mehrfacher Mr. Universum – sich eine befruchtete Eizelle einpflanzen lässt und ein gesundes Kind zur Welt bringt. Ist dies nur eine lustige Idee Hollywoods oder steckt da am Ende doch männlicher Gebärneid dahinter?

4.3 Historischer Abriss von Vaterrolle und Vaterbild

Erste schriftliche Quellen, die den leiblichen Vater behandeln, stammen von den **alten Ägyptern** (die bekanntlich auch große Baumeister hatten) und in diesen Schriften ist neben väterlicher Liebe und Fürsorge vor allem auch von der Verehrung des Sohnes für den Vater die Rede. Deren beider Verhältnis stand im Mittelpunkt des Familienlebens und der Vater vermittelte dem Sohn die kulturelle Tradition, auch, da der männliche Nachkomme für den Totenkult um den verstorbenen Vater verantwortlich war.

Zwar habe es in jeder Epoche „gute" und „schlechte" Väter, d. h. liebevoll zugewandte und strenge/despotische Väter gegeben, Forscher sind sich jedoch einig, dass frühe Kulturen, wie etwa die ägyptische, patriarchalisch oder, wie der Erziehungswissenschaftler Lenzen in einer Übersicht beschreibt, „patronistisch" waren, da die Vater-Kind-Beziehung überwiegend durch Strenge und Härte charakterisiert war.

Im **antiken Griechenland** existierte kein einheitliches Vater-Bild. Da die Väter als Soldaten oder Bürger häufig abwesend waren und den Müttern kein nennenswerter Einfluss auf das spätere Leben des Kindes zugestanden wurde, wurden pädagogische Aufgaben und allem voran eine militärische Ausbildung an Dritte delegiert, indem Jungen mit etwa 12 Jahren in die Obhut eines Betreuers kamen, zu dem häufig auch ein erotisches Verhältnis gepflegt wurde.

Das **antike Rom** bescherte den Vätern wohl die größte Machtfülle und stellt den Inbegriff des Patriarchats dar. Der Vater konnte uneingeschränkt über Frau und Kinder herrschen und das Vater-Kind-Verhältnis wurde in erster Linie als Sachbesitz verstanden. Bekannt ist, dass der Vater sogar die Annahme eines Kindes – bei Nichtannahme mit dessen fast ausnahmsloser Todesfolge – verweigern konnte (Die Aussetzung von Neugeborenen an öffentlichen Dunghaufen war im gesamten römischen Reich bis ins 4. Jahrhundert n. Chr. legal.). Als Inhaber der absoluten väterlichen Gewalt („patria potestas") hatte er das Recht auf körperliche Züchtigung und konnte sogar bis in das fortgeschrittene Alter seiner Kinder über deren Leben und Tod entscheiden. Auch war es seinen Söhnen nicht erlaubt, vor dessen Tod einen eigenen Haushalt zu gründen, diese hatten sich bis zu dessen Tod unter die „patria potestas" unterzuordnen. Diese Machtfülle war zusätzlich zu den weltlichen Funktionen um eine sakrale Verehrung angereichert, die er aufgrund seines Status als Priester der Familie genoss.

Das Bild des „pater familias" der römischen Antike hat sehr stark bis in die frühe Neuzeit hineingewirkt und dieses Vaterbild bildete darüber hinaus auch das Fundament der Gesellschaft. Neben dem Familienvater („pater familias") kamen die Vaterbilder und -funktionen des Vaterlands-Vaters („pater patriae") und des Himmels-Vaters („pater coeli") auf – also uneingeschränkte Vaterschaft und Vatervorrang wohin man nur schaute.

Im **Mittelalter** bröckelte das Bild des allmächtigen Vaters jedoch zunehmend und Vaterschaft verlor an Bedeutung. Grund war unter anderem das Verbot der Priester-Ehe mit Trennung von Vaterschaft und Priesterschaft durch das Zölibat. Neben dem Verlust der sakralen Verehrung war es vor allem die Höherbewertung des Status, sich in geistlich motivierter Askese ganz

Gott hinzugeben, die dem Vater die „allumspannende" Macht nahm. Die aufkommende Marien-Verehrung und damit die Aufwertung und Verehrung der Mütterlichkeit erodierten das väterliche Macht-Selbstverständnis zusätzlich. Zusehens verloren die Väter auch ihre pädagogischen Pflichten und Aufgaben, da diese nach christlicher Lehre bei geistlichen Lehrern besser aufgehoben war. Hinzu kam, dass Väter ihre pädagogischen Pflichten häufig ohnehin nicht wahrnehmen konnten, da sie meist deutlich jüngere Frauen heirateten und damit oft vor dem Heranwachsen der Kinder verstarben und in diesem Zusammenhang gilt es auch an die unfassbar langen und vielen Kriege zu denken.

Hierzu eine kleine Anmerkung: Es ist bekannt, dass die Vater-Kind-Bindung schwach und blass ist, wo ein hoher Überlebensdruck oder Krieg herrscht. In diesem Zusammenhang möchte ich den Marienkult in Polen anführen, der ein tragendes Element des polnischen Katholizismus ist. Die Schwarze Madonna von Tschenstochau wird als nationales Symbol verehrt und ist die heiligste Reliquie des Landes. Polen ist gleichzeitig ein durch viele Kriege von Vaterlosigkeit geprägtes Land und interessant ist, dass die Schwarze Madonna von Tschenstochau für Schutz und Wehrhaftigkeit steht – also für eigentlich „typisch" väterliche Funktionen. Hierfür wurde sie 1656 vom damaligen polnischen König symbolisch zur „Königin Polens" gekrönt.

Die **Reformation** rückte erstmals die „Elternschaft" an die Stelle der Vaterschaft. Nach Martin Luther waren mütterlicher Einfluss und mütterliche Mitsprache in Erziehung und Ausbildung nunmehr göttlich gewollt.

Mit der **Aufklärung** schwand die Machtfülle des Familienoberhauptes weiter. Friedrich Hebbel schrieb 1837: „Es gibt keinen ärgeren Tyrannen als den gemeinen Mann im häuslichen Kreise." Hebbel und viele weitere erprobten literarische Aufstände gegen die Väter, aber die Ideen der Denker der Aufklärung richteten sich vor allem auch gezielt gegen das politische Patriarchat – so etwa Kant, der 1793 schrieb: „Eine väterliche Regierung ist der größte denkbare Despotismus." Ermutigte Söhne emanzipierten sich von ihren übermächtigen Vätern – auf gesellschaftlicher Ebene gipfelnd in der Französischen Revolution. „Vater Staat" übernahm langsam Erziehungsaufgaben – die Volksschule etablierte sich, der Vater war nicht mehr vorrangig der Erzieher seiner Kinder und eben auch nicht mehr das alleinige Leitbild.

Kaum war die „Revolution", das Kratzen am Vater- und Führerbild und das weitere Schwinden einstmals väterlicher Aufgaben von den Vätern verdaut, da brachte die **Industrialisierung** die nächste Umwälzung für die Väter und die Familien mit sich: Ende des 19. Jahrhunderts wohnten noch zwei Drittel der Bevölkerung Deutschlands auf dem Land und die Väter arbeiteten als Bauern und Handwerker und somit noch in „Blickweite" ihrer Kinder. Im

Zuge der Industrialisierung zog es viele Familien in die Städte und die Väter verschwanden als Lohnarbeiter in den Fabriken und dadurch auch aus dem Blickfeld ihrer Kinder (denken Sie beispielsweise an das Ruhrgebiet). Ehemals väterliche Funktionen, die Möglichkeit, sich bei Erziehung und Sozialisation einbringen zu können, wurden abermals weniger oder, vor allem für die heranwachsenden Söhne, von anderen Personen (Lehrern, Handwerks-Meistern oder in Institutionen) übernommen und die väterliche Vorbildwirkung schwand. „Vater Staat" hatte die Schulbildung schon länger übernommen und die Bedeutung des Vaters reduzierte sich zunehmend auf die Funktion des Ernährers. Er wurde zum Berufs-Mensch und der Vater war für die Familie „da", indem er für die Familie „weg" war. Trotz dieser Veränderungen war es natürlich nicht so, dass Väterlichkeit individuell im Privaten grundsätzlich verlorengehen musste. Der Vater, der einstmals „die Welt erklärte" und diese „beherrschte", war jedoch auf immer geringer werdende Teilbereiche reduziert worden.

Gleichzeitig kam es, im Besonderen im aufstrebenden Bürgertum, zu einer Aufwertung und Stärkung der Mütter, die nun zunehmend daheim das Sagen hatten. Pädagogen wie Johannes Heinrich Pestalozzi konzentrierten sich auf die Mütter und betonten deren Rolle, erkennbar auch an der pädagogischen und medizinischen Ratgeber-Literatur. Die „Mutterliebe" wurde verklärt und den Müttern alleine wurde jetzt die natürliche Fähigkeit zugeschrieben, eine emotionale Bindung zum Kind zu entwickeln. Statt Zucht und Strenge waren nun Empathie und emotionale Bindung zum Kind gefragt.

Gleichzeitig gingen hiermit geänderte Vorstellungen vom männlichen Charakter einher, da von den Männern vor allem „Beherrschung" erwartet wurde. Diese sollten Gefühle, Ängste und andere „Schwächen" unterdrücken und darüber hinaus hieß es, eine zu enge emotionale Bindung zum Kind gefährde die väterliche Autorität. Vernunft, Disziplin und Härte, wie in Deutschland im Wilhelminischen Zeitalter, fungierten als Leit-Eigenschaften für Männer, weshalb auch die Zuständigkeit der Väter innerhalb der Erziehung, vor allem den Söhnen gegenüber, vorwiegend aus der Rolle als „oberster Normen-Vollstrecker" resultierte.

„Vater Staat" veränderte schließlich auch die Rechtsprechung: Wurden noch bis in das 19. Jahrhundert hinein Kinder als väterliches Eigentum betrachtet, erhielten nunmehr zumeist die Ehefrauen das Sorgerecht (die Frage des Kindeswohls bei der Entscheidung über das Sorgerecht wurde erst Ende des 19. Jahrhunderts erstmals erörtert).

An diesem Punkt hatten sich das einstmalige väterliche Selbstverständnis und die, durch höhere Mächte legitimierte Vorrangstellung, nahezu aufgelöst. Die Eltern-Kind-Beziehung war vor allem zu einer Mutter-Kind-Beziehung geworden und die Beziehung zum Vater eine, eher durch die Mütter vermittelte Beziehung. Die Pädagogik dieser Zeit und die Rechtsprechung reduzierten den Status des Vaters auf den des Ernährers der Familie. Gleichzeitig wurden die Lebensbedingungen der Familie hauptsächlich auch durch den Beruf des Vaters und dessen Status als arbeitender Mann bestimmt. Hieraus mag resultieren, dass, wie dargestellt, der Selbstwert der Männer bis heute extrem an ihre Rolle als arbeitender Mann gekoppelt ist.

Zwei Weltkriege brachten das Vaterbild noch einmal kräftig durcheinander. Im Rahmen des nationalsozialistischen Mutterkults galt es „dem Führer ein Kind" zu schenken und „die Jugend gehört(e) dem Führer", nicht dem Vater. Im kollektiven Bewusstsein wurde ein Über-Vater installiert, neben dem alle anderen Väter klein und unvollkommen erscheinen mussten. Tapfere Mütter waren darüber hinaus real mit den Kindern alleine, gewannen durch die kriegsbedingt abwesenden Väter nochmals an Bedeutung und bewiesen so ungewollt auch eine Unabhängigkeit von der Anwesenheit der Väter. Dies verfestigte das Bild des Vaters als abwesendem Ernährer und der Mutter als emotionaler Bezugsperson – niemand hätte von den Kriegs- und Nachkriegs-Vätern verlangt, Windeln zu wechseln. Ein Großteil der Väter litt unter den Eindrücken der beiden Kriege, zusätzlich war deren Autorität und Vorbildfunktion häufig durch Kriegserfahrungen und Nazi-Verstrickungen angekratzt. Vielen Söhnen fiel es schwer, in ihren Vätern ein Vorbild zu sehen und Söhnen wie Vätern fiel es gleichsam schwer, einen emotionalen Zugang zueinander zu finden. Max Horkheimer hat sich in seiner Studie „Autorität und Familien in der Gegenwart" aus dem Jahre 1947 ebenso mit der Entväterlichung des Sozialisations- und Erziehungsgeschehens befasst, wie Alexander Mitscherlich in seiner Studie „Auf dem Weg zur vaterlosen Gesellschaft" aus dem Jahr 1963. In dem Film „Das Wunder von Bern" von Sönke Wortmann aus dem Jahr 2003 sind die genannten Phänomene und die damalige Ratlosigkeit zwischen Vätern und Söhnen aus meiner Sicht sehr treffend aufgegriffen und dargestellt worden.

Feminismus und Emanzipation kratzten dann an der letzten väterlichen Bastion und Pflicht, dem Geldverdienen, und enthoben die Väter auch von dieser letzten verbliebenen Aufgabe. Mit Mutterschaft wird heute eben zunehmend auch Berufstätigkeit verbunden (Bis 1957 durften Väter in der Bundesrepublik Arbeitsverträge ihrer Ehefrauen kündigen.). Der Rückgang des Anteils an harter, schwerer, körperlicher Arbeit – etwa in Stahlwerken und Zechen – zugunsten der Zunahme des Dienstleistungssektors ermöglichte vielen Frauen die Berufstätigkeit – „Manneskraft" erscheint heute selbst im Arbeitsleben „veraltet".

Der Ausspruch des Ex-Bundeskanzlers Gerhard Schröder „Familie und das ganze Gedöns" war zweifelsohne eine unzeitgemäße Entgleisung. Umgekehrt passt in den oben beschriebene „Zeitgeist" und die Reduktion und „Entbehrlichkeit" des Vaters aus meiner Sicht aber pointierend ein umstrittener Werbespot der CosmosDirekt Versicherung aus dem Jahr 2007. In der TV-Werbung für eine Risiko-Lebensversicherung trat Familie Heller, gemeinsam auf dem Sofa sitzend, auf. Im Beisein des Vaters entwickelte sich zwischen Mutter und Tochter folgender Dialog: Tochter: „Du, Mami, wenn Papa tot ist, kaufe ich mir einen Ponyhof." Die Mutter antwortet hieraufhin: „Moment, wenn Papa weg ist, kaufe ich mir erst einmal eine Finca auf Mallorca." Das Kind antwortet enttäuscht: „Mennooo." Hiernach sieht man in der Totalen wieder die ganze Familie, inklusive eines Sohnes und der Vater sagt zum Abschluss: „Ich glaube, wir sind zu gut versichert."

4.4   Ausblick

Im vorangegangenen Kapitel hatte ich von der aktuellen „Re-Familiarisierung" des Vaters gesprochen und so sieht der Familien-Forscher Wassilios Fthenakis in der erfolgten Demontage, im Rollenverlust des einst mächtigen Vaters auch eine Chance, da – ihrer traditionellen Aufgaben enthoben – Väter ihre Rolle heute selber gestalten könnten. Die Veränderung der Einkommensverhältnisse und der Betonung der Mutter-Kind-Beziehung habe mit bewirkt, dass das väterliche Engagement in der Familie heute umgedeutet werden kann und eher eine Frage der Freiwilligkeit ist als eine Notwendigkeit. Der Pädagoge Stefan Barth schreibt: „Vor diesem Hintergrund bietet sich Vätern die Möglichkeit, ihre Rolle neu für sich zu definieren, sie mit anderen Inhalten zu füllen." Und nach Wassilios Fthenakis ist Vaterschaft heute „eher Kür als Pflicht".

5

Was konstatiert die aktuelle Väterforschung den Vätern an positivem Einfluss auf die Sohn-Entwicklung?

Inhaltsverzeichnis

» Jungs, das Leben wird 'ne Achterbahnfahrt
Doch Papa hat immer ein Lachen parat
Wegen den Monstern bin ich wach, wenn ihr schlaft
Und wenn's mal Stress gibt, vergesst nicht: Papa ist da!
(Sido, aus dem Lied „Papa ist da")

5.1   Von der „Autorität am Rande" zum Gegenstand der Forschung

Drei Phasen der Väterforschung

Inge Seiffge-Krenke, Entwicklungspsychologin und Psychoanalytikerin, spricht von drei Phasen der Väterforschung. In der ersten Phase hatten Väter einen peripheren Status bzw. dies wurde von Entwicklungspsychologen so betont. Die sich daran anschließende Phase war vor allem durch den Vergleich der Väter mit der Mutter bestimmt, bevor heute eher distinktive Charakteristika der Väter, also Besonderheiten und „Alleinstellungsmerkmale" des

© Springer-Verlag GmbH Deutschland, ein Teil von Springer Nature 2020
A. Cherdron, *Väter und ihre Söhne*, https://doi.org/10.1007/978-3-662-60363-5_5

väterlichen Beitrages an der Kindesentwicklung herausgearbeitet werden. Die englische Anthropologin Anna Machin führt in ihrem Buch „The Life of Dad" aus, dass die Evolution „von Effektivität besessen" sei und „Redundanz hasse". In dieser Lesart mache es Sinn, dass sich – gleichbedeutend wichtig – typische väterliche und typische mütterliche Beiträge für die Entwicklung und Sicherung der Nachkommenschaft identifizieren lassen.

Die „Autorität am Rande"

Freuds berühmteste Fallgeschichten kreisen um Vater-Sohn-Beziehungen und tragen zumeist martialische Titel („Der Wolfsmann", „Der Fall Schreber", „Der Rattenmann" oder „Der Fall des kleinen Hans"). Obwohl die klassische Psychoanalyse „väterzentriert" ist, reduzierte sich deren Interesse am Vater in erster Linie jedoch vorwiegend auf die Betrachtung der phallischen/ödipalen Entwicklungsstufe der psychosexuellen Entwicklung. Die Bedeutung des Vaters blieb für die Zeit vor dem vierten Lebensjahr des Kindes weitgehend unberücksichtigt und dies bis auf ein paar zarte Versuche in den 1970er-Jahren bis in die 1990er-Jahre des letzten Jahrhunderts hinein. Anna Freud, ihres Zeichens Kindertherapeutin und nochmals eine Generation weiter als ihr Vater, räumte den Vätern vor dem zweiten Lebensjahr der Kinder keine nennenswerte Beachtung und Bedeutung ein. Aus psychoanalytischer Sicht galten alleine die Mütter als relevant für die frühe kindliche Entwicklung, die Väter waren diesbezüglich bestenfalls „Autoritäten am Rande". Erst seit etwa 20 Jahren haben sich Wissenschaftler systematisch und auch an die Öffentlichkeit tretend, mit Forschungen zur Erweiterung und Bedeutung der Rolle des Vaters befasst.

Neuer Blick auf blinde Flecke

Hierzu passend sei folgendes Experiment erwähnt: Ende der 1970er-Jahre wurde eine Studie gestartet, in der Video-Aufzeichnungen von immerhin 49 Vätern ausgewertet wurden. Diese Väter wurden beim Spielen mit ihren Kleinkindern gefilmt, um herauszufinden, ob das Spielverhalten des Vaters einen Einfluss auf das Bindungsverhalten der Kinder hat, also darauf, wie die Kinder im weiteren Leben emotionale Bindungen erleben und ausgestalten. Die Kinder wurden diesbezüglich regelmäßig nachuntersucht. Die Auswertung der Videobänder der mit den Kindern spielenden Väter, kam damals zu dem Ergebnis, dass das Spielverhalten der Väter ohne Einfluss auf die Kinder war. Das passte ins Bild, in dem alleine die Mütter als für die kindliche Entwicklung relevant erschienen. Der bereits erwähnte John Bowlby, Begründer der Bindungstheorie, stufte die Väter als „den Müttern quantitativ und qualitativ unterlegen" ein, klassifizierte sie als „secondary-attachment-figures" und in seinem Monotropie-Konzept aus dem Jahr 1969 postuliert er, in Freud'scher Tradition, dass in früher Kindheit nur eine Bezugsperson, nämlich die Mutter, von Wichtigkeit sei.

Jetzt kommt etwas Interessantes: Die alten Schwarz-Weiss-Videobänder wurden von Karin Grossmann und Heinz Kindler, führende Bindungsforscher in Deutschland, vor einigen Jahren noch einmal analysiert, mit neuen Methoden und mit neuen Fragestellungen. Ihnen ging es darum zu ermitteln, ob die Väter möglicherweise durch den Grad der Feinfühligkeit und die Art ihres Spielens die Neugier, Exploration und die „Welterkundung" ihrer Kinder förderten und unterstützten und ob die väterliche Feinfühligkeit beim Spielen einen Einfluss auf das spätere Bindungsverhalten der Kinder hat. Das Bindungsverhalten dieser Kinder war in den zurückliegenden 20 Jahren alle fünf Jahre mittels eines Interviews überprüft und ausgewertet worden. In den ursprünglichen Videos wurde gefilmt, wie Väter ihren zweijährigen Kindern das Spielen mit Knetgummi nahezubringen versuchten. Es wurde nunmehr geschaut, wie oft der Vater das Kind ignorierte, ob er auf dessen Bedürfnisse einging, ob er unterstützend war, ohne das Kind zu überfordern. Das Ergebnis war dieses Mal ein ganz anderes, da die Feinfühligkeit des Vaters beim Spiel extrem stark und eindeutig mit dem späteren Bindungsverhalten der Kinder, noch bis ins junge Erwachsenenalter hinein, korrelierte. Je sensibler der Vater das Kleinkind im Spiel behandelte, desto sicherer und souveräner ging der junge Erwachsene mit emotionalen Bindungen um. Auch reproduzierten die Kinder in Beziehungen nahezu exakt jenes Verhalten, das sie von ihren Vätern im Spiel entgegengebracht bekommen hatten. War der Vater geduldig, aufmerksam und zugewandt gewesen, so waren es die 22-Jährigen ihren Partnern gegenüber auch, konnten denen mehr vertrauen und waren offener. Waren die Väter unsensibel, hatten deren Kinder später deutlich mehr Probleme in Partnerschaften, waren verschlossener und misstrauischer.

Der Wandel und die heutige Betrachtungsweise
Diese Re-Evaluation der Studie unterstreicht die Historie der blinden Flecke in der Väterforschung, denn es war – besonders aus psychoanalytischer Sicht – zuvor vor allem der „defizitäre" oder „pathologische" Vater von Bedeutung gewesen und der Rolle des „ganz normalen Vaters" galt kein nennenswertes wissenschaftliches Interesse. Auch war es früher vor allem die instrumentelle Rolle des Vaters, seine Funktion als Ernährer und Versorger, in der er als für die Familie bedeutsam galt. Heute ist sich die Forschung darüber einig, dass

emotionale Fähigkeiten und der emotionale Beitrag der Väter die Kindesentwicklung entscheidend beeinflussen.

Was gibt es an gesicherten Erkenntnissen zum förderlichen Einfluss der Väter auf die Entwicklung ihrer Kinder, speziell auf die Ihrer Söhne?

5.2 Väterlicher Einfluss auf Kognition und Sprachentwicklung

Mehrere Studien haben den Einfluss der Väter auf die kognitive Entwicklung des Kindes untersucht. Die Ergebnisse sind eindeutig, da gesagt werden kann, dass väterliches Engagement positiv mit den kognitiven Leistungen – und beispielsweise auch mit der Höhe des Schulabschlusses des Kindes – korreliert, was auch durch Daten über vaterlos aufgewachsene Kinder gestützt werden konnte. Väter lieben es zu dozieren und Kindern die Welt zu erklären, häufig ausführlicher und komplexer als es die Mütter tun. Ein weiteres Ergebnis der Forschung ist auch, dass Väter zu ihren Söhnen eine engere Bindung aufbauen und deren intellektuelle Entwicklung stärker beeinflussen als die ihrer Töchter. Neben emotionaler Zuwendung, Beschäftigung mit Problemen des Kindes und Hilfe bei der Problemlösung – was ja nicht väterspezifisch wäre – ist für Väter aber beispielsweise typisch, dass sie schon ihre Babys und Kleinkinder häufiger als die Mütter mit unbekannten Wörtern konfrontieren. Sie nutzen auch vermehrt ungewöhnliche, auffordernde und komplexere Begriffe, verwenden längere Sätze, kompliziertere Satzkonstruktionen und weniger rhythmische Satzmelodien. Dies ist eine väterliche Domäne, die immens anregend und förderlich für die Sprachentwicklung ist und somit – so die Forschung – das väterliche Sprachverhalten die Sprachentwicklung stärker beeinflusst, als das mütterliche.

5.3 Der spielende Vater

Weiterhin gibt es ein vatertypisches Spielverhalten, das mittlerweile als väterliches „Alleinstellungsmerkmal" angesehen werden kann und das heute unstrittig als bedeutsam und förderlich für die kindliche Entwicklung angesehen wird. Das väterliche Spielen ist wilder, rauer und körperbetonter als das mütterliche. Es ist „aufregend", weil dramatischer, unberechenbarer und herausfordernder. Der väterliche Spielmodus wird auch als „disruptiv" bezeichnet, indem er überraschend und weniger auf Beruhigung ausgerichtet ist, explorativen, anregenden Charakter hat, Durchhaltewillen fördert und das Kind an Grenzen führt. Dies findet seinen Niederschlag auch im Physiologischen, was Untersuchungen belegen, in denen sich schon bei Kleinkindern zeigte, dass sich der Herzschlag verlangsamte, wenn Mütter das Kind hochnahmen, wogegen sich dieser beschleunigte, wenn Väter ihre Kinder hochnahmen. Bei väterlicher Annäherung scheint das Kind also auch physiologisch in einen „Action-Modus" umzuschalten.

Gehirn und Hormone

Sigmund Freud sagt, dass „das Ich zunächst einmal ein körperliches" sei. Hiermit beschrieb er – lange vor den Erkenntnissen der modernen neurobiologischen Forschungen – das innerseelische Vorgänge sehr an körperliche Erfahrungen geknüpft sind. Wir wissen heute, wie sehr körperliche Aktivität die Gehirnentwicklung, die Plastizität des Gehirns und das Denkens beeinflussen. Umso tragischer ist, dass heute weniger als die Hälfte aller Kinder bei der Einschulung noch in der Lage ist, einen Purzelbaum zu machen. Das körperbetonte, väterliche Spiel mit Laufen, Toben, Jagen, Kitzeln und In-die-Luftwerfen, Fallenlassen und wieder Auffangen, ist somit auch ein wichtiger neurobiologischer Beitrag für die kindliche Entwicklung. Erinnern Sie sich noch an Oxytocin, das „Bindungshormon" aus dem dritten Kapitel? Dieses wird bei Beschäftigung und engem Kontakt mit dem Kind ausgeschüttet. Bei Müttern vor allem bei Berührung und beim Streicheln des Babys – bei Vätern einer Studie zufolge vor allem beim Kitzeln, Hochwerfen und anregendem gemeinsamem Spielen. Es gibt hier also auch bei den Vätern eine naturgegebene, hormonelle Responsivität.

Väter als Spiele-Entwickler

Meine Kinder erinnern heute noch wilde, körperliche Spiele, die ich für sie erfunden habe und deren Charakter sich aus den erfundenen Namen erschließt. Es gab den „Kanonendreher", bei dem das Kind auf beiden väterlichen Unterarmen liegt, dann ruckartig hochgeworfen wird und (im Idealfall) eine 360-Grad-Drehung um die eigene Längsachse macht, bevor es wieder aufgefangen wird. Es empfiehlt sich, dieses Spiel auf weichem, federnden Untergrund – im Idealfall dem elterlichen Bett – zu spielen, denn bei nichtkompletter Drehung kann der Vater das Kind häufig nur mit Mühe festhalten, um es schützend an sich zu ziehen, bevor beide mit lautem Lachen auf der Matratze landen. Die Freude ist besonders groß, wenn, wie häufiger geschehen, dabei eine Latte des Lattenrosts bricht. Sehr beliebt bei meinen Kindern war auch das Spiel „Dreh- und Wackelwurm", bei dem das Kind, kniend, vom

Vater an beiden Schienbeinen umfasst, langsam in die Höhe gehoben wird. Auch dieses Spiel verlangt von beiden Seiten eine gute Balancierfähigkeit, ist für beide Seiten aufregend, nicht ganz ungefährlich und bei gutem Gelingen sind beide Seiten überglücklich über den erfolgreichen Verlauf der Übung und über das Abfallen der Anspannung und Erregung. Ähnlich verhält es sich mit dem „Hubschrauber-Spiel", das in der Literatur auch als „Kamikaze-Spiel" beschrieben wird. Hierbei legt der Vater das Kleinkind mit der Brust auf seinen Unterarm und los geht der spannende Hubschrauberflug durch Wohnung und Garten mit unvorhersehbaren „Beinahe-Abstürzen" über der Badewanne oder dem Rosenbusch, plötzlichen Verlangsamungen der Fluggeschwindigkeit und unvermitteltem Absacken der Flughöhe (angeblich wegen Treibstoff-Mangels), um dann unvermittelt wieder „mit Vollgas voraus" weiterzufliegen. Ich denke, jeder Vater kennt solche, zumeist selbst erdachte Spiele und hat diese mit seinen Kindern gespielt – wobei Studien nachweisen, dass Väter solche Spiele insbesondere gerne mit ihren männlichen Sprösslingen spielen.

„Up and down" – Wechselbad und Selbstregulation
Diese Spiele sind von Körperlichkeit, körperlichem Erleben, großer väterlicher Verantwortung und großem, „blindem" Vertrauen des Kindes zum Vater geprägt. Das Kind durchlebt ein Wechselbad oder besser eine Mischung an Gefühlen und Emotionen – Angst, Anspannung, freudige Erregung – aber eben auch die sich daran anschließende Entspannung, die glückliche Erschöpfung, das nachfolgende Kompetenzgefühl und den hieraus erwachsenden Stolz (auch darüber, den mütterlichen Zwischenrufen „nicht so wild bitte", getrotzt zu haben). Die Väter stimulieren nicht nur heftige Affekte, sondern sie bringen ihren Kindern auch bei, damit umzugehen, indem sie diese an entscheidender Stelle wieder abschwächen, unterbrechen und auffangen. Dies ermöglicht Modulation, Kontrolle und Gebrauch intensiver Gefühle. Daher wird dem väterlichen Spielverhalten heute ein nennenswerter Einfluss auf die spätere Fähigkeit des Kindes zur Selbstregulation eingeräumt, d. h. auf den Erwerb der Fähigkeit, das Affektleben im weiteren Leben später selbstständig regulieren zu können.

Das „Monster"-Spiel und väterliche Spiel-Feinfühligkeit
Dies impliziert, dass väterliches Spielen neben dem disruptiven, anregenden Charakter aber auch liebevolle, beruhigende Aspekte beinhalten muss. Lassen Sie uns unter diesem Hintergrund das „Monster"-Spiel näher betrachten (das nach meiner Erfahrung ganz überwiegend von Vätern mit ihren Kindern gespielt wird). Der Vater verkleidet sich hierbei als Gespenst oder Monster

(Bettlaken oder Decke sind als Verkleidung meist ausreichend). Der Monster-Vater gibt nun gruselige Geräusche von sich, versteckt sich und „lauert" dem Kind an unerwarteter Stelle auf, um es zu erschrecken. Ein zusätzlicher „Kick" lässt sich einbauen, in dem das Deckenlicht im Flur ausgeschaltet wird und das Kind für die Monstersuche vorab mit einer Taschenlampe ausgestattet wird. Das Kind liebt den „Thrill", die „Angstlust", wie der Psychoanalytiker Michael Balint es nennt. Einerseits will ich als Vater diese Angstlust natürlich „auf die Spitze treiben". Andererseits darf ich es hierbei aber nicht übertreiben, darf das Kind nicht „wirklich" verängstigen. Ich muss wissen, ob noch ein weiterer Monster-Angriff angesagt ist oder das Deckenlicht besser wieder angeschaltet werden sollte und wann der Punkt gekommen ist, an dem das Spiel zu Ende ist, ich die Verkleidung abnehme, um mit meinem Kind in gemeinsames, entspannendes Lachen zu verfallen.

Es ist insbesondere die väterliche Spiel-Feinfühligkeit, die in der Forschung heute daher ebenfalls als wichtiger, entwicklungsfördernder Faktor, vor allem für Söhne, angesehen wird. Es ist wissenschaftlich belegt, dass mit Vater aufgewachsene Söhne eine größere Freiheit mit intensiven Triebimpulsen und Gefühlen zeigen als ohne Vater aufgewachsene Söhne, insbesondere in Bezug auf die Fähigkeit, eigene, aggressive Impulse kontrollieren und sie positiv zum Erreichen von Zielen einsetzen zu können.

Bauklötze stapeln – väterliches (Mit-)Fiebern

Übertragen wir das Gesagte auf einen weiteren Klassiker, den gemeinsamen Bau eines Turms durch Aufeinanderstapeln von Bauklötzen: Es existiert auch hier ein Wechselspiel, eine „Gefühlspalette" aus Spannung und Erregung darüber, ob der Turm hält, ob er noch ein weiteres Klötzchen oben drauf verträgt und gegebenenfalls das rasche Umschlagen in Trauer oder auch Wut, sollte der Turm umfallen. Begleitet von einem, mit dem Kind emotional verbundenen und emotional kompetenten Vater mit „Spiel-Feinfühligkeit", wird diese Erfahrung beim Sohn die Affektregulation und eine bessere Selbstregulation fördern.

Wie zeigt sich das Gesagte unter Umständen im späteren Leben?

In einen anderen Gang schalten

Im Magazin der Süddeutschen Zeitung gibt es eine Rubrik, die sich „Die Gewissensfrage" nennt. Hier ist der Arzt, Jurist, Kolumnist und Autor Dr. Dr. Rainer Erlinger bei der Abwägung innerer Konflikte behilflich (was im Übrigen auch eine klassische psychoanalytische Disziplin ist). Neulich stellte ein 21-Jähriger folgende, praxisnahe Frage: „Seit Kindertagen mache ich Radtouren mit meinem Vater. Früher nahm er Rücksicht auf mich und führte mich so ans Mountainbiking heran. Nun bin ich 21 und sehr fit, mein Vater aber hat nicht mehr so viel Zeit für Sport und deshalb weniger Kondition. Muss ich jetzt Rücksicht nehmen und mit ihm einfache Touren fahren, auch wenn ich mich dabei langweile?"

Ich musste bei dieser Frage schmunzeln, denn sie erinnerte mich an zwei Dinge: Zum einen hat sie mich an meine eigene Kindheit und Jugend erinnert, in der mein Vater und ich häufig zusammen Tennis gespielt haben. Mein Vater war ein sehr guter Tennisspieler und mir ein geduldiger Trainer. Ich habe immer gemerkt, wie er sich mit seiner Spielstärke zurückgenommen hat, um mich nicht zu frustrieren, sich aber auch nicht soweit zurücknahm, dass mein Ehrgeiz nicht ausreichend herausgefordert wurde. Irgendwann wurde mein Tennisspiel besser und ich hatte als Jugendlicher hierfür auf einmal auch mehr Kraft. In dieser Phase war es mir ein Vergnügen diese Kraft, etwa bei Überkopf-Bällen oder wenn mein Vater am Netz stand, „auszutoben" und diese durchaus auch gegen ihn zu richten oder ihn mit zunehmendem Spielgeschick und großem inneren Triumph von einer Ecke in die andere zu scheuchen. Irgendwann kam jedoch der Punkt, an dem mir dies albern vorkam und an dem ich würdigen konnte, dass er in meinen Anfangszeiten seine Spielfreude und seine Überlegenheit mir zuliebe fein gedrosselt hatte und ich konnte nachfolgend die gemeinsame Zeit auf dem Tennisplatz als das Entscheidende, das Wichtige, Wertvollere schätzen. Viel später erlebte ich dann mit meinem Sohn beim gemeinsamen Fußballspielen, wie dieser sich, als er noch klein war, „abstrampelte" und „alles gab" und ich meinerseits die richtige Dosis zwischen meiner körperlichen und konditionellen Überlegenheit und seinem Stolz, seiner Spielfreude und die Grenze seiner Frustrationstoleranz finden musste. Als mein Sohn älter wurde und auch körperlich zu einem „richtigen Fußballer" geworden war, habe ich gemerkt, wie er sich mir gegenüber – seinem leptosomen „No-touch-Sportarten-Vater" – zurücknahm und beispielsweise nicht mehr „voll drauf hielt", wenn ich im Tor stand.

Die geschilderten Sequenzen sollen illustrieren, wie Väter ihren Söhnen helfen können, „in einen anderen Gang zu schalten", emotionale Erregung, Kraft und Aggression zu kontrollieren.

Mut, Ermutigung, Exploration

Dem väterlichen Spielverhalten wohnt jedoch noch ein weiterer Aspekt inne, da das Spiel häufig „explorativen" Charakter hat. Um noch einmal auf neurobiologische Aspekte zurückzukommen, schreibt der amerikanischer Kinderpsychiater Dan Siegel in der Lesart Freuds, dass die frühe Gehirnentwicklung ebensosehr auf der Erforschung interpersonaler Prozesse beruht, wie auf körperlicher Stimulation. Seinen Studien und seiner Auffassung nach, wirkt die „interpersonale Energie der Mutter" dabei als „zentripetaler Faktor", indem die mütterliche Aufmerksamkeit des Babys und des Kleinkindes eher auf innere Vorgänge ausgerichtet ist, während die Energie des Vaters vom Zentrum fort und der Außenwelt zustrebt: Väter sind daher ermutigender, trauen ihren Kindern mehr zu, fangen nicht sofort jede Schwierigkeit auf. Mütter haben im Spiel die Tendenz, früher helfend einzugreifen, damit der, aus Bauklötzen gebaute Turm, gar nicht erst umfällt, Väter sind hier zurückhaltender, handeln eher nach dem Motto „komm, Einer geht noch", auch wenn der Turm dann zusammenbricht.

Das „Rampen"-Experiment
Wundervoll wird diese Unterschiedlichkeit für mich auch in einer amerikanischen Studie illustriert, in der Eltern von 11-monatigen Babys gebeten wurden, für ihr Kind eine bewegliche Rampe zunächst so einzustellen, dass ihr Kind ihrer Meinung nach gerade noch sicher hinunterkrabbeln könnte. Danach sollten die Eltern die Rampe so einstellen, wie sie ihrem Kind gerade noch erlauben würden, alleine herunterzukrabbeln. Das Ergebnis war, dass 14 % der Mütter ihrem Kind erlaubten, sich an eine so steil eingestellte Rampe zu wagen, die ihrer Meinung nach die Fähigkeit des Kindes ein wenig überforderte. Von den Vätern gingen hingegen 41 % dieses kleine Risiko ein.

5.4 Das Flow-Prinzip

Ich weiß nicht, ob Sie das Flow-Prinzip kennen, das von dem Glücksforscher Mihály Csíkszentmihályi entwickelt wurde und das unter anderem in der Arbeits- und Motivationspsychologie angestrebt und angewendet wird. Als Flow wird ein Zustand voller Energie, Produktivität und Glück bezeichnet, der in dem Idealbereich zwischen Überforderung (Angst) und Unterforderung (Langeweile) entsteht. Grundvoraussetzung sind eine positive Einstimmung und eine neugierige, „lebendige" Grundhaltung gegenüber einer zu bewältigenden Aufgabe oder Herausforderung. Der Idealzustand des Flows ist ein aufsteigendes, wellenförmiges Band, innerhalb eines Koordinatensystems. Die X-Achse sind hierbei die Fähigkeiten, die ein Mensch mitbringt, die Y-Achse markiert den Grad der Schwierigkeit einer neuen Herausforderung, aber auch den Mut, den der Einzelne in diesem Zusammenhang aufbringen kann.

Ich habe in meiner Praxis schon vielen ängstlichen Menschen, die an ihren Fähigkeiten gezweifelt haben oder denen der Mut „Neuland" zu betreten gefehlt hat, das Flow-Prinzip von Mihály Csíkszentmihályi in etwas abgewandelter Form wie folgt erklärt: Es gibt Menschen mit enormen Fähigkeiten, enormen Wissen, extremer Klugheit, denen aber der Mut fehlt. Diese Menschen werden, aufgrund fehlendes Mutes und fehlender Neugier, sehr wahrscheinlich immer stabil auf der X-Achse des Koordinatensystems kleben bleiben – es kann so nur schwer „etwas vorangehen". Demgegenüber stehen Menschen, die „nichts wirklich drauf haben", d. h. denen solide Fähigkeiten fehlen, die jedoch ein schier unerschütterliches Selbstbewusstsein und einen bewundernswerten Mut haben. Diese Menschen werden eine neue Aufgabe mit sehr hohen Werten auf der Y-Achse beginnen. Da sie hierbei jedoch die Realität und ihre Fähigkeiten verzerrt wahrnehmen, werden sie sehr wahrscheinlich bald in einer steil nach unten verlaufenden Kurve hart auf der X-Achse aufschlagen, da komplette Selbstüberschätzung auch kein richtiger Weg zum Weiterkommen im Leben ist. Meinen Patienten sage ich, dass der große Trick darin besteht, auf dem Lebensweg bei neuen Herausforderungen immer etwas mehr Mut aufzubringen, als man sich Dinge von seinen Fähigkeiten her eigentlich zutraut. Wenn einem dieser Schritt gelingt – die erste kleine Stufe erfolgreich erreicht wurde – soll man erneut seinen Mut zusammennehmen, um ein weiteres Lebensziel/eine weitere Herausforderung zu meistern, von der man aufgrund seiner Fähigkeiten auch denkt, dieser eigentlich nicht gewachsen, eigentlich „nicht gut genug" hierfür zu sein. Aus lauter solch kleinen bestandenen Mutproben (aus der erwähnten „Angstlust") erwächst so ein „Weiterkommen" im Leben, ein Kompetenzgefühl und ein Gefühl des Selbststolzes. Die Entdeckung der Welt, das Sich-Erschließen neuer Welten bedurfte gut gebauter Schiffe, vor allem aber auch großen Mutes.

„Höher als die Welt"
Neulich ging ich zufällig an einem Kinderspielplatz vorbei, auf dem ein etwa vierjähriger Junge auf einer Schaukel saß. Er schaukelte aus meiner Sicht schon beachtlich hoch und rief mit strahlendem Gesichtsausdruck seinem, hinter der Schaukel stehenden Vater zu: „Papa, schubs mich an, höher als die ganze Welt." In dieser kleinen Szene, in dem hinter der Schaukel stehenden Vater und dem „höher als die Welt" des Sohnes, findet sich verdichtet wahrscheinlich das zuvor Erläuterte wieder – der „Weltendrang" des Sohnes und die ermutigende, motorisch-unterstützende Funktion des Väterlichen, die im Hintergrund feinfühlig anstößt und gleichzeitig Sorge und Verantwortung dafür trägt, dass sich die „Weltenschaukel" nicht überschlägt.

5.5   Schlussbemerkung

Frisch gewagt ist halb gewonnen

Ohne evidenzbasierte Studien vorlegen zu können, glaube ich, dass „frisch gewagt ist halb gewonnen", wie der römische Dichter Horaz vor 2000 Jahren schrieb, vor allem ein väterlicher Beitrag für das Kinderleben ist, das aus der väterlichen Anregung und dem vaterspezifischen Spielverhalten, mit gemeinsam durchlebter Anspannung und Entspannung resultiert. Goethe schrieb übrigens 1796, Horaz etwas abwandelnd, in seinem Gedicht „An die Erwählte": „Frisch gewagt ist schon gewonnen, halb ist schon mein Werk vollbracht!". Er bezog dieses auf die Liebe, auf die „Herzensangelegenheiten", die in einem Jungenleben ja auch wichtig sind. Nena stimmte ihm übrigens knapp 300 Jahre später zu, als sie sang: „Liebe wird aus Mut gemacht".

Gemeinsames Spielen und die Bindung zum Sohn

Aufgrund meiner Ausführungen soll jedoch nicht der Eindruck entstehen, dass Väter sich in Bezug auf die Erziehung und Betreuung von Kindern im Familienbund nur „die Rosinen herauspicken", andere Erziehungs- und Betreuungsaufgaben vernachlässigen und sich ausschließlich dem Spiel mit den Kindern widmen sollen. Mein Anliegen war es, den förderlichen Einfluss der Väter durch die Art ihres Spielverhaltens als „feinfühliger Herausforderer" herauszustellen. Fabian Escher, Väterforscher, drückt es treffend aus: „Väter spielen nicht notwendigerweise mehr mit ihren Kindern als die Mütter, sie verbringen aber mehr Zeit im Spiel". Es gilt auch, im Hinterkopf zu behalten, dass väterliches Spielen die Bindung zum Kind beflügelt und dass vor allem dadurch die verstärkenden, wichtigen, hormonellen Feedback-Schleifen in Gang gesetzt werden. In anderen Kulturen können Väter häufig mehr Zeit gemeinsam mit ihren Nachkommen verbringen, etwa, wenn Kinder schon früh zusammen mit dem Vater auf die Jagd gehen oder gemeinsam auf dem Feld tätig sind. Für den „westlichen Vater", dem im klassischen Rollenmodell zwischen seiner Heimkehr nach der Arbeit und dem zu Bett Bringen des Kindes häufig nur wenig gemeinsame Zeit verbleibt, ist gemeinsames Spielen eine wunderbare Möglichkeit, die Bindung zum Kind (und umgekehrt) zu verstärken und aufrecht zu erhalten.

Väter sind eben anders

Die Väterforschung ist sich heute einig, dass Väter keine „zweite Mutter" für ihre Kinder sein sollen und dass Väter sich nicht in Konkurrenz mit den Müttern begeben sollen, im Sinne: „Wer ist der Bessere am Wickeltisch?". Förderlich und entscheidend – im Besonderen für die Söhne – sind vielmehr die distinktiven Vaterfunktionen und die Differenzerfahrung innerhalb der Vater-Mutter-Kind-Beziehung. Manfred Cierpka, Präventionsforscher und Familientherapeut meint: „Väter sind anders als Mütter – und das macht den Unterschied für das Kind. Mit dem Vater macht ein Kind andere Erfahrungen als mit der Mutter. Andere Erfahrungen führen zu einer Differenzierung der Beziehungswelt und deren inneren Abbildungen im Seelenleben schon des Säuglings. Diese Erkenntnis aus der Entwicklungspsychologie und Säuglingsforschung sollten wir Väter auch öffentlich vertreten."

6

Tempora mutantur – Phasen der Vater-Sohn-Beziehung und deren Charakteristika

Inhaltsverzeichnis

6.1   Einleitung

Im folgenden Kapitel wollen wir uns mit der Beziehungsdynamik zwischen Vätern und Söhnen über deren gemeinsame Lebensspanne befassen. Biologische, kulturelle und psychologische Faktoren machen die Beziehung zwischen Vätern und ihren Söhnen in besonderem Maße kompliziert und komplex.

© Springer-Verlag GmbH Deutschland, ein Teil von Springer Nature 2020
A. Cherdron, *Väter und ihre Söhne*, https://doi.org/10.1007/978-3-662-60363-5_6

Der amerikanische Psychoanalytiker Michael J. Diamond betont die lebenslange, wechselseitige Identifizierung mit der Männlichkeit des Anderen, die sich aus der basalen biologischen Gleichheit ableitet. In besonders schöner Weise illustriert er den lebenslangen, „responsiven" Prozess, in dem sich Väter und Söhne befinden und dass nicht nur die Väter prägen, wie sich die Söhne entwickeln, sondern dass auch die Söhne im besonderen Maße mitbestimmen, wie der Vater parallel eigene Lebensphasen bewältigt und dass eben auch Väter parallele Reifungsprozesse durchlaufen. „Väter und Söhne arbeiten ihre je eigenen Themen durch, können einander aber bei jedem Schritt unterstützen" (wobei) „beide Generationen im Laufe des Lebenszyklus mit einander kooperieren und einander bekämpfen", so Diamond.

6.2   Triangulierung

» Into the great wide open
   Under them skies of blue
   (Tom Petty and the Heartbreakers, aus dem Lied „Into the Great Wide Open")

In vielen Publikationen taucht der Begriff vom Vater als „entwicklungsförderndem Störenfried der Mutter-Kind-Beziehung" auf. Väter seien zunächst „Befreier", später „Rivalen" und beides ermögliche den Söhnen im Idealfall die Ausbildung einer reifen und guten männlichen Identität. Im Zusammenhang mit der Rolle als Befreier taucht häufig der Begriff der Triangulierung auf.

Am Anfang: Die Mutter-Kind-„Blase"
Um den Begriff der Triangulierung näher erklären zu können, nachfolgend einen kleinen, entwicklungspsychologischen Exkurs: Der zur Welt gekommene Säugling erlebt sich und die Mutter anfänglich als einheitliche „Blase", in der „Ich" und „Nicht-Ich" im inneren Erleben noch weitgehend ungetrennt sind und die trennende Grenze zwischen ihm und der Mutter für sein Bewusstsein noch nicht vorhanden ist. Säuglinge können den Blick ihrer Augen zunächst bei etwa 25 cm scharf fokussieren, was ziemlich exakt der Entfernung zwischen mütterlicher Brust und dem Augenpaar der Mutter entspricht. Die Mutter (oder die „Objekte") werden in diesem Stadium aber noch nicht als abgegrenzte Person, sondern eher als „Medium" erlebt, d. h. vorwiegend atmosphärisch, zeitlos, grenzenlos.

Auch die eigene Gestimmtheit, eigene innerseelische und körperliche Vorgänge (beispielsweise Hunger, Angst oder Erschrecken), können noch nicht lokalisiert oder zugeschrieben werden und „durchfluten" daher den ganzen Körper, werden „körpernah" wahrgenommen. Aus diesem Grund ist besonders in der Säuglingsphase das „Attunement", d. h. die Fähigkeit der Bezugspersonen, die Signale des Säuglings lesen und sich auf diesen einstimmen zu können, von entscheidender Wichtigkeit.

Erste Landkarten: Ich und „Nicht-Ich"
In der darauffolgenden Phase der „frühen Selbst-Objekt-Differenzierung" werden zunehmend Konturen vom „Selbst" und den Objekten erlebbar und ausgebildet. In einem endlosen Sortier-Prozess werden „Landkarten" von sich und „den Anderen" angelegt: Wenn ich meinen Daumen in den Mund nehme, fühlt es sich anders an als der Schnuller, wenn ich meine Füße betaste, fühlt sich dies anders an als die Stäbe meines Gitterbettchens oder der Finger der Mutter. Auch wird erlebbar, dass **ich** es bin, der Hunger hat und dass es jemand **anderes** ist, der diesen Hunger stillen kann und es die Mutter ist, die heute beim Stillen etwas übermüdet war, dieselbe Mutter aber, die mich gestern beruhigt hat, nachdem ich mich wegen dieses laute Geräuschs erschreckt und verängstigt gefühlt habe.

Dies beschreibt den Zeitraum, in dem der Säugling sich noch in einer „Dyade" mit der Mutter befindet. Am Ende dieser unendlich vielen Sortier-Prozesse steht im Idealfall – um in die Computersprache zu verfallen – ein möglichst hochtaktender Prozessor mit feiner Auflösung, der dem Kind klare, verinnerlichte Grenzen von „Ich" und „Anderen" ermöglicht, vor allem aber auch möglichst klare Bilder davon, wie man selber ist und wie andere sind (die Psychoanalyse nennt dies „Selbstrepräsentanzen" und „Objektrepräsentanzen"). Damit sich jedoch bleibende, stabile innere Bilder bzw. Repräsentanzen ausbilden können, müssen die Erlebnisse mit den anderen und die Beziehung zu diesen „affektiv aufgeladen" sein, d. h. Erinnerungsspuren bilden sich nur in emotional lebendigen Beziehungen aus („Die Seele baut sich die Erinnerung entlang der Affekte."). Die Kinderseele speichert eben nicht nur das „Faktische", „Szenische" (was sie bis zum dritten Lebensjahr auf Grund der noch mangelnden Ausreifung bestimmter Hirnstrukturen ohnehin noch nicht so gut kann), sondern vor allem das „Feinstoffliche", Atmosphärische. Man kann ein Kind beim Stillen **halten**, gleichzeitig hat man aber auch eine bestimmte **Haltung** dem Kind gegenüber. Man kann als Vater zwar seinem Kind räumlich nahe oder in Aktivität mit diesem sein, im Inneren jedoch nicht wirklich anwesend – im weniger schlimmen Fall, weil man in Gedanken z. B. bei seinem Beruf ist, im schlimmsten Fall, weil man dem eigenen Kind gegenüber eine feindsinnige, ablehnenden Grundhaltung hat.

Wie funktioniert Erinnerung?

Der Psychoanalyse wird häufig belustigend und mit zunehmender Beliebtheit vorgeworfen, dass sie sich regelhaft auf die Kindheit stürze, auf rein subjektive Erinnerungen, auf welche sie dann spekulative Erklärungsmodelle pfropfe, statt konkret im „Hier und Jetzt" gezielt Symptome „wegmachen" zu wollen. In solchen Diskussionen hole ich gerne nachfolgendes Zitat von Erich Kästner hervor, das aus seinem autobiografischen Roman *Als ich ein kleiner Junge war* aus dem Jahr 1957, stammt: „Es gibt zweierlei Zeit. Die eine kann man mit der Elle messen, mit der Bussole und dem Sextanten, wie man Straßen und Grundstücke ausmisst. Unsere Erinnerung aber, die andere Zeitrechnung, hat mit Meter und Monat, mit Jahrzehnt und Hektar nichts zu schaffen. Alt ist, was man vergessen hat. Und das Unvergessliche war gestern. Der Maßstab ist nicht die Uhr, sondern der Wert."

„Halten" und „Haltung" lassen sich also nicht so einfach messen wie Laborwerte oder mittels Fragebögen erfassen.

Das Eröffnen des väterlichen Raumes

Doch nun zurück zur ursprünglichen Frage, was Triangulierung meint. Das Leben und Überleben des Säuglings spielt sich, wie dargestellt, im Regelfall zunächst im Zweierverbund, der „Dyade" mit der Mutter, ab. Die Welt besteht jedoch aus weiblichem und männlichem Prinzip und daher ist es naturgegeben wichtig, dass die Mutter-Kind-Dyade um den Dritten, den Vater, um das „männliche Prinzip" zur „Triade" erweitert wird. Untersuchungen zeigen, dass Säuglinge hierbei schon früh selber in die Triangulierung „einsteigen", indem sie ihrerseits unterschiedliche Beziehungen zu den jeweiligen Elternteilen gestalten. Schon Säuglinge können Eltern einerseits „synthetisieren" und andererseits zu beiden Elternteilen auch unterschiedliche Beziehungsmodi ausbilden. Umgekehrt gibt es auch elternseitig gesicherte Befunde, die belegen, dass männliche Säuglinge von ihren Müttern anders behandelt werden als weibliche, wie sich entsprechend auch nachweisen lässt, dass Väter ihre Söhne anders betrachten und behandeln als ihre Töchter. Beide Erfahrungen – der „weibliche" und der „männliche" Blick und Umgang – sind für den Säugling wichtig und bedeutsam, so der Psychoanalytiker Lothar Schon. Väter müssen daher nicht „bessere Mütter" sein, sondern es sind gerade die Differenz-Erfahrungen zwischen Väterlichem und Mütterlichem, die Differenzierung dieser Beziehungswelten und die inneren Abbildungen im Seelenleben schon des Säuglings, die nachgewiesen förderlich für die Entwicklung des Kindes sind.

Faktoren für gelingende Triangulierung

Das „Eröffnen des neuen Raumes", die Triangulierung und hierdurch letztlich auch das Gelingen einer guten Familie, ist von zahlreichen Faktoren abhängig: Zum einen bedarf es natürlich Väter, die bereit sind, sich „mit Haut und Haaren" und „mit ganzer Seele" auf das Kind und auf Familie einzulassen. Die zunehmende Zahl alleinerziehender Mütter lässt vermuten, dass die Bereitschaft der Väter, deren Durchhaltevermögen, hierzu zunehmend weniger vorhanden ist. Wenn Väter real abwesend sind, die Eltern getrennt sind, kann der Vater aber dennoch präsent sein: Ist er im Inneren gedanklich mit dem Kind verbunden, nimmt er „im Hintergrund" doch an der Entwicklung des Sohnes teil? (Und hier sind wir schon wieder beim „Halten" und der „Haltung."). Umgekehrt profitiert der Sohn ohne empfundene Nähe nicht von einem Zusammenwohnen mit dem Vater – physische Anwesenheit alleine reicht nicht aus.

Es ist komplexer

Die Faktoren, die eine gelingende Triangulierung ermöglichen, sind jedoch weitaus komplexer, wobei hierbei auch den Müttern eine entscheidende Rolle zukommt. Der Leipziger Kinder- und Jugendpsychiater und Psychoanalytiker Kai von Klitzing hat die „triadischen Fähigkeiten" von Eltern untersucht. Das „Kind im Kopf" der Eltern vor Zeugung und Geburt hatte ich bereits erwähnt. Ähnlich existieren bei den Eltern auch unbewusste Vorstellungen über das spätere Familienleben. Von Klitzing untersuchte diese vorgeburtlichen Vorstellungen, etwa inwieweit die Familie als ausgewogenes Dreieck gedacht war und inwieweit die Elternteile sich selbst und den Partner in das Familienbild mit einschlossen („Vater, Mutter, Kind" versus „Meine Frau und ihr Sohn"). Dem Team um von Klitzing fiel auf, dass die untersuchten Mütter in ihren Familien-Fantasien den Partner tendenziell eher ausschlossen, die werdenden Väter neigten dagegen dazu, sich selbst auszuschließen, sich nutzlos und überflüssig zu fühlen. Eine englische Forschergruppe beschrieb zudem das Phänomen, dass Mütter bessere Fähigkeiten zum „Kompartimentieren" haben. Dies meint, dass Mütter in angespannten Familiensituationen Unterscheidungen vornehmen können: „Wir haben mit unserem Baby gerade eine anstrengende Situation und mein Partner ist darüber gereizt. Dies hat aber keinen Einfluss auf die Versorgung und meine Beziehung zum Kind, und meinen Unmut über die Gereiztheit meines Partners werde ich an diesen adressieren, das ist etwas zwischen uns beiden". Väter hingegen neigen häufig zum „Generalisieren", im Sinne: „Ist doch alles Mist hier, was soll ich hier denn überhaupt und ich bin doch eh nutzlos und überflüssig".

„Maternal Gatekeeping"

Diese Gefühle müssen jedoch nicht unbedingt originär väterliche Gefühle sein. In der Literatur findet man den Begriff des „maternal gatekeeping", der die steuernde und dadurch entscheidende Rolle der Kindsmütter im Rahmen der Triangulierung bezeichnet. Es gilt heute als wissenschaftlich gesichert, dass die Einstellung der Kindsmutter zum Vater des Kindes gleichsam wichtig ist für die spätere Entwicklung des Kindes, wie das Engagement, das „Involviert-Sein" des Vaters. Der amerikanische Psychologe Ross Parke fasst dies in dem Satz zusammen: „Väter sind exakt soweit involviert, wie die Mutter es zulässt." Es geht hierbei nicht nur darum, ob die Mutter den **Fähigkeiten** des Vaters vertraut, sondern auch darum, ob diese überhaupt „offen" ist für die Erweiterung der Dyade. In Familien-Beobachtungen und in Psychotherapien lässt sich oft rekonstruieren, dass Kindsväter von vorne herein „draußen bleiben" sollten. Dies kann daraus resultieren, dass die Mutter den Sohn als „narzisstisches Selbstobjekt" (das hatten wir bereits) benutzt, den Sohn als „Kronprinz" überhöht oder innerlich über den Sohn denkt: „Du bist das Beste, was mir in dieser Ehe passiert ist", was zu einer realen Abwertung und zu einem realen Ausschluss des Vaters führen kann. Das Leben alleinerziehender Mütter ist häufig beschwert. In vielen Fällen sitzen in Psychotherapie-Praxen jedoch auch „große Söhne", deren alleinerziehende Mütter den Kontakt ihrer Söhne zu den Vätern subtil oder offen unterbunden haben oder die die Einstellung der Mütter, dass Männer doch ohnehin „alle Schweine" sind, verinnerlicht haben. Solche Mütter geben ihren Söhnen immense Stolpersteine bei deren, vaterlos ohnehin schwierigeren Suche nach einer gesunden, stabilen männlichen Identität mit auf den Lebensweg.

„Zum Zuge kommen" und mütterliche Schürzenbänder

Eine gute Triangulierungs-Kompetenz der Eltern, die Fähigkeit zur Triade verlangt daher Offenheit, Teamgeist und Wertschätzung, väterliches Engagement, aber auch mütterliches Zulassen, damit die Väter überhaupt „zum Zuge" kommen können. „Zum Zuge kommen" leitet sich von „ziehen" ab. In der Tat hat Triangulierung ein bisschen mit Magnetismus zu tun, indem der Vater das Kind – im Speziellen den Sohn – ein Stück von der Mutter „wegziehen" muss, um als der erwähnte „Störenfried und Befreier" wirken zu können. Meinen Patienten und psychotherapeutischen Ausbildungskandidaten sage ich, etwas salopp, immer Folgendes: Irgendwann ist es im Leben eines Kindes wichtig, dass der Vater es an die Hand nimmt und ihm zeigt, dass es noch eine andere, die väterliche Welt gibt und dass es wichtig ist, dass er dem

Kind auch zeigt, wie man der Mutter ab und zu mal „vors Schienbein tritt". Dabei ist aber eben auch entscheidend, wie elastisch oder starr die mütterlichen Schürzenbänder sind.

Ein Negativbeispiel

Der oben zitierte Erich Kästner, den ich über alle Maßen schätze, hatte übrigens zeitlebens ein sehr enges Verhältnis zu seiner Mutter. Er unternahm noch als erwachsener Mann mit dieser Reisen und diese war wiederum immer sehr stolz auf „ihren Erich". Der leibliche Vater von Erich Kästner war nicht der im Stammbuch eingetragene Vater und Ehemann der Mutter, sondern es wird vermutet, dass der Hausarzt der Familie der leibliche Vater war. Kästners Mutter war eine tapfere, starke Frau, die „ihren Erich" aber doch eindeutig in den Status des „besseren Mannes" erhob. Kästner beschreibt z. B. die Bescherungen an Heiligabend, an denen die Eltern streng genommen nur darum konkurrierten, über wessen Geschenke der kleine Erich sich mehr freute – gemeinsame Weihnachtsgeschenke gab es kaum. Im Gedicht „Wiegenlied" beschreibt er die Gefühlslage seines, letztlich von der Mutter kastrierten und zur „Nebensächlichkeit" erklärten Vaters, der hierüber gekränkt und verbittert über dem Kinderbettchen weint.

Kästners Eltern hatten mit Sicherheit eine nur geringe Triangulierungs-Kompetenz. Kränkungen, Entwertungen, Enttäuschungen unter den Eltern und die mütterliche Besetzung ihres Sohnes als narzisstisches Selbstobjekt haben ihn, weil die Triangulierung nicht gelungen ist oder gar nicht erst gelingen sollte, nicht nur lange an der eigenen Mutter „kleben" lassen. Auch zeigt sich in diesem Fall – und wie in mehreren Untersuchungen belegt – dass die Triangulierungsfähigkeit der Eltern insbesondere für Söhne einen Einfluss auf deren spätere, eigene Vaterschaft hat: Kästner gab als Vater eines Sohnes später unverblümt zu, ein schlechter Vater gewesen zu sein, was von seinem Sohn Thomas Kästner öffentlich bestätigt wurde.

Positive Effekte gelungener Triangulierung

Von Klitzing fand heraus, dass Kinder, deren Eltern während der Schwangerschaft ein vernetztes Familienbild entwickelt hatten, im Babyalter weniger Koliken, Trink- und Schlafprobleme hatten. Im Alter von neun Jahren zeigten sie ausgeprägtere soziale Fähigkeiten, was sich unter anderem im Spiel mit anderen Kindern zeigte. In Studien korrelierte gute elterliche Triangulierungsfähigkeit mit weniger Ängstlichkeit, besseren schulischen Leistungen, höherem Selbstwert, geringerer Delinquenz und geringerem Substanzmissbrauch der Söhne. Es ist wissenschaftlich heute unumstritten, dass eine von Stabilität und Flexibilität getragene triadische Beziehungskonstellation der Grundpfeiler einer gesunden seelischen Entwicklung ist und dass dies in besonderem Maße für Söhne gilt, da hier dem „Eröffnen des väterlichen Raumes" besondere Wichtigkeit zukommt. Väter betonen in Ihren Interaktionen sehr stark das Geschlecht des Kindes. Daher erklärt sich, dass Jungen auch im Rahmen ihrer männlichen Identitätsentwicklung auf ausreichende Interaktionserfahrung und Identifikationsmöglichkeiten mit dem Vater angewiesen sind.

PALME, PALMEplus und wir2-Training
Der Tatsache, dass heute etwa jedes siebte Kind in Deutschland bei nur einem Elternteil aufwächst, davon 90 % bei der Mutter, trägt das Elterntraining PALME (Präventionsgruppe für alleinerziehende Mütter) Rechnung. Dieses von Mattias Franz an der Universität Düsseldorf entwickelte Programm umfasst 20 Gruppensitzungen, die von einem Paar Mann/Frau speziell geschulter Erzieher/Erzieherinnen für 10–12 Mütter durchgeführt wird. Die Erweiterung auf das PALMEplus-Training wendet sich gezielt an die Kinder alleinerziehender Mütter und trägt der finanziell, gesundheitlich und vor allem emotional stärker belastenden Situation Rechnung, vor allem aber auch dem Risiko, dass bei Jungen aus alleinerziehenden Familien das Risiko als hyperaktiv eingestuft zu werden, doppelt so hoch ist, wie bei Jungen aus Zwei-Eltern-Familien. Um auch den zunehmenden Kreis alleinerziehender Väter zu berücksichtigen, ging das PALME-Training 2019 in das „wir2-Bindungstraining für Alleinerziehende" auf, das zusätzlich auch alleinerziehenden Vätern Hilfe bietet.

6.3   Das ödipale Spannungsfeld

» Father?
  Yes, son?
  I wanna kill you
  Mother…I want to…
  Fuck you, mama, all night long
  (Jim Morrison/The Doors, aus dem Lied „The End")

Wie im letzten Kapitel dargestellt, erreicht der Sohn im Rahmen einer geglückten Triangulierung abgegrenzte Vorstellungen von mütterlicher Welt und väterlicher Welt und profitiert im Besonderen von der Unterschiedlichkeit dieser beiden Erlebniswelten. Er tritt hiernach – etwa zwischen dem vierten und dem sechsten Lebensjahr – in die „ödipale Phase" oder auch „phallische Phase" genannt ein, in der es gilt den „Ödipus-Komplex" aufzulösen. Wohl kaum ein anderer psychoanalytischer Begriff wird so häufig zitiert, bietet Vorlage für Witze und Cartoons und bleibt dabei in seiner Bedeutung doch häufig unklar. Ich halte es daher für besser, vom „ödipalen Spannungsfeld" zu sprechen, das die Beziehungsdynamiken zwischen Vater, Mutter und Sohn/Tochter in dieser Phase prägt. Hierbei sind es insbesondere die Gefühlswelten und Konflikte zwischen den gleichgeschlechtlichen Mitwirkenden, d. h. zwischen Vater und Sohn oder zwischen Mutter und Tochter, die es zu betrachten und in fruchtbare Bahnen zu lenken gilt.

Die innere Welt der Söhne
Lassen Sie uns nachfolgend auf die innere Welt der Söhne und der Väter in dieser Phase beschränken. Im Sohn erwacht ab einem bestimmten Zeitpunkt eine veränderte, spürbar anders getönte Liebe zur Mutter. Diese ist von einem Umgarnen der Mutter und einer Verliebtheit geprägt, von charmantem „Balzverhalten" des „kleinen Mannes", der, nicht nur wie oft in Witzen zitiert, sondern wie von vielen Eltern real gehört, auch die Frage stellt, warum er eigentlich nicht (ebenfalls) die Mutter heiraten kann. Dieses werbende Verhalten ist für das gegengeschlechtliche Elternteil äußerst schmeichelhaft – meine Töchter haben mir Heiratsanträge gemacht, ungezählte Bilder mit Herzen darauf gemalt, haben die Schminksachen meiner Frau benutzt, sich deren Schmuck und Schuhe angezogen und waren schlichtweg zuckersüß zu mir – ich war der umworbene König im Haus. Die schwierigere und weniger entspannte Dynamik entsteht für Väter jedoch zwischen den gleichgeschlechtlichen Beteiligten im ödipalen Spannungsfeld, weshalb nachfolgend die Dynamik zwischen Vater und Sohn betrachtet werden soll.

„Nein, die Mama!" und gefährliche Laser-Schwerter
Der Sohn spürt intuitiv, dass er gleichzeitig mit seiner Annäherung, seinem Werben um die Mutter, in Rivalität mit dem Vater tritt und die daraus resultierenden, rivalisierenden Kämpfe mit dem „Kronprinzen" kennt wohl jeder Vater. Sie zeigen sich in den „Kleinigkeiten" des Alltagslebens, wenn es dem Vater nicht einmal mehr gestattet ist, dem Sohn die Schuhe zu binden (meist lautstark „Nein, die Mama!") oder wenn der Vater beim Vorlesen der Gute-Nacht-Geschichte unerwünscht ist („Nein, die Mama!").
Die zuvor liebevolle, spielerische Männlichkeitsbeziehung zum Vater schlägt unvermittelt in ein Rivalitätsverhältnis um. Mein Sohn hat mir mehrfach unterbreitet, mich „auf den Mond schießen" zu wollen und dies nicht, ohne mich vorher „totgetreten" zu haben. Unter Zuhilfenahme gefährlicher Ritter, Dinosaurier und Lego-Bionicles befand ich mich lange Zeit in sehr

bedrohtem Zustand und konnte nur mit Mühe den diversen Laser-Schwertern, den gefährlichen Zähnen von Dinosauriern und den diversen aus Stöcken gebastelten Pistolen entgehen. Ich wurde bei jeder sich bietenden Gelegenheit körperlich angefallen. Auch war ich in dieser Phase ein „kleiner, dummer Kacka-Arzt" und mein Sohn selber fand sich „viel toller" als mich.

Einerseits – andererseits: Der Konflikt des Sohnes

Man stelle sich hier einmal die innere, zerrissene Gedankenwelt des kleinen Jungen vor: Auf der einen Seite existiert die Frage und der kühne Plan, ob man die geliebte Mutter nicht doch ganz für sich gewinnen könne. In Bezug auf den Vater trägt der Sohn einerseits den Wunsch nach Idealisierung des Vaters, an dessen Größe teilhaben und diesen sich als Vorbild erhalten zu können in sich („Du bist groß und ich darf mich in deiner Sonne sonnen."). Gleichzeitig verspürt er den Drang, mit dem Vater rivalisieren, diesen „töten" und beseitigen zu wollen, um ihn so – klassisch psychoanalytisch – im Kampf um die Mutter ausschalten zu können. Auch möchte der Sohn hierdurch das quälende Gefühl des „noch nicht Großseins" loswerden. Es sind also Liebe, der Wunsch nach väterlicher Größe und Identifizierungsmöglichkeit einerseits und der gleichzeitige Hass auf den Vater, wovon die Zerrissenheit des Sohnes im ödipalen Spannungsfeld geprägt ist.

Welchen Herausforderungen gilt es daher als Vater in dieser Phase gerecht zu werden und wie können Väter ihren Söhnen dabei helfen, die ödipale Konfliktwelt mit ihrer Spannung aufzulösen und den Sohn förderlich durch diese Phase zu begleiten?

Bitte nicht verstricken – aber bitte auch keine Unterlassung

Nun, zunächst einmal sollte der Vater selber „sicher genug im Sattel" sitzen, d. h. er muss die eifersüchtigen Attacken des kleinen Rivalen und dessen Aggression aushalten können. Es gilt hierbei, sich von seinem Sohn nicht „an die Wand gespielt" zu fühlen oder sich mit diesem nicht unreif, die kindliche und die elterliche Ebene verwechselnd, in einen Machtkampf zu „verstricken". Als Vater darf man daher nicht zu unreifen, unreflektierten „Gegenschlägen" ausholen. Auch wäre ein herablassendes, den Sohn beschämendes oder bloßstellendes Verhalten (z. B. auch durch abfälliges Belächeln) ungünstig. Dies, da das übersteigerte Machtgefühl und die Aggression des Jungen ohnehin Angst vor Rache und Vergeltung des Vaters (Freud hat dies die „Kastrationsangst" des Jungen genannt) und Angst vor Liebesverlust, Bestrafung und Demütigung nach sich ziehen.

Ebenfalls ungünstig wäre ein Vater, der seinem Sohn kampflos das Feld und die „Krone" überlässt, der nicht „Manns genug" ist, um in die ödipale Reibung einzusteigen, diese ignoriert oder fürchtet. Darüber hinaus gibt es Väter, die ihre Söhne den Kindsmüttern als „Spielzeug", als Trost oder Ersatz überlassen, sich also in einer „Unterlassung" dem ödipalen Reibungswunsch des Sohnes entziehen, z. B. weil sie von den Kindsmüttern „genervt" sind oder um sich anderen Interessen (der Arbeit, einer anderen Frau) zuwenden zu können.

Als weiser Herausforderer den Fehdehandschuh aufnehmen
Lothar Schon schreibt, dass „der Fehdehandschuh vom Vater aufgenommen werden muss, aber unter ‚liebevollen Vorzeichen'". Mit solch einer Grundhaltung helfe der Vater als „weiser Herausforderer" dem Sohn dabei, Impulse und starke Affekte im Zaum zu halten, diese zu modulieren und zu bändigen. Söhne lernen hierdurch im späteren Leben auf eine gesunde Art und Weise zu rivalisieren und keine übermäßige Angst vor Autoritäten und Konkurrenz zu entwickeln.

Grenzziehung, dosierte Frustration, umsichtige Autorität
Es ist in diesem Zusammenhang von großer Wichtigkeit, dass der Vater Grenzen setzt – dass am Ende klar bleibt, wer der „Herr im Haus" ist und dass – obwohl Vater und Mutter beide den Sohn lieben – z. B. die elterliche Schlafzimmertür eine Grenze ist. Väterliche Strukturierung und Grenzziehung, väterliche Konsequenz und Konsistenz, sind unerlässlich für die Gewissensbildung und -entwicklung des Sohnes. Es kommt dabei ebenfalls auf die „Haltung" dem Sohn gegenüber an und dass dessen rivalisierenden Größen- und Allmachtgefühle „dosiert" frustriert werden. Eine „umsichtige Autorität" ermöglicht den Söhnen im späteren Leben nicht nur die Fähigkeit, Aggression, Konflikthaftes und Ambivalenz aushalten und akzeptieren zu können, sondern dient – im geglückten Falle – auch einer positiven Identifizierung mit dem Vater und mit Männlichkeit im Allgemeinen.

Wenn ich gebeten werde, die gelungene Auflösung des Ödipus-Komplexes in einem Satz zu erklären, sage ich meist: „Der Sohn sieht ein, dass er die geliebte Mutter wohl doch nicht wird heiraten können. Er sagt sich aber: ‚Wenn ich später einmal so werde wie der Papa, dann bekomme ich auch einmal so eine tolle Frau'".

6.4 Von der Wichtigkeit von Grenzen

Achtung Mütter: Grenzen wahren!
Im ödipalen Spannungsfeld ist ebenfalls entscheidend wichtig, dass auch die Mutter „sicher im Sattel sitzt", d. h. dass sie das Werben des Sohnes zwar annehmen, in den „Flirt" mit einsteigen kann, hierbei jedoch stets die Genera-

tionsgrenzen nicht aus den Augen verliert. Wie bereits erwähnt, dürfen Mütter den Sohn nicht zum „besseren Ehemann" erhöhen und/oder dem Sohn nicht den Vater „kastrieren", diesen nicht subtil entwerten, resultierend beispielsweise aus eigener Unzufriedenheit mit dem Kindsvater.

Achtung Väter: Männlichkeit ja, aber keine Komplizenschaft

Wiederum müssen auch Väter eine feine Grenze wahren: Es ist zwar wichtig, sich mit dem Sohn „von Mann zu Mann" in liebevoller Reibung von der Mutter abzugrenzen, den Sohn in die Männerwelt einzuführen und die männliche Identifizierung zu fördern. Dies darf aber nicht den Charakter eines „Geheimbundes" annehmen, in dem der Vater sich – beispielsweise auf Grund einer unglücklichen Partnerschaft mit der Kindsmutter – mit seinem Sohn in verdeckter oder offener Komplizenschaft gegen die Mutter (oder gegen „die Frauen" im Allgemeinen) solidarisiert.

In diesem Zusammenhang fällt mir die Fernsehserie „Bonanza" aus meiner Kindheit ein, in der ein Vater mit seinen drei Söhnen auf einer Ranch lebt. Ben Cartwright, der Vater, war drei Mal verheiratet, hat drei Söhne von 3 Ehefrauen. Über 431 Episoden lang erleben die vier Protagonisten in männlicher Einigkeit – und ohne die Notwendigkeit der Kindsmütter oder anderer weiblicher Personen – wöchentlich wechselnde spannende Abenteuer. Der chinesische Koch Hop Sing, dem die Funktionen der Haushaltsführung und des Kochens zukommt, der also für „die Frau im Haus" steht, wird bewusst als dämliche, nicht ernst zu nehmende Witzfigur dargestellt, die des Öfteren verärgert ihren Job kündigt, aber immer wieder zum Bleiben überredet wird und einknickt.

Die Söhne betätigen sich zwar bei jeder Gelegenheit als Schürzenjäger, insbesondere der attraktivste Sohn Adam. Alle Anbandelungen mit dem weiblichen Geschlecht enden jedoch zumeist tragikomisch oder sonst wie erfolglos und nie ist eine Frau dauerhaft auf der Ponderosa (so der Name der Ranch) eingezogen. Dies ist ein Beispiel dafür, was passieren kann, wenn sich Männer zu sehr über die Frauenwelt einig sind, bzw. wenn ein Vater dem ödipalen Rivalisieren durch „Friede, Freude, Eierkuchen" mit seinen Söhnen entkommen will oder seinen Söhnen ein funktionales, belustigendes und „entbehrliches" Bild von Weiblichkeit vermittelt. Das männliche Triebleben wird auf der Ponderosa-Ranch auf das Zähmen wilder Pferde und das Bewachen von (blöden) Kühen verschoben oder in Form von homoerotischer Lagerfeuer-Romantik sublimiert. Eine reife, dauerhafte Beziehung zum weiblichen Geschlecht wird den drei Söhnen dadurch jedoch nicht möglich und letztlich bleibt so auch die Frage der Nachkommenschaft („Mein Sohn, das wird eines Tages einmal alles dir gehören.") unklar.

Vorbild sein im Umgang mit dem weiblichen Geschlecht
Söhne brauchen in ihrer Entwicklung für die Ausbildung einer stabilen männlichen Identität phasenweise Cowboys als Väter und diese Welt hat für die „jungen Kerle" einen großen Reiz (was wahrscheinlich auch den jahrzehntelangen Erfolg dieser und ähnlicher Serien erklärt). Söhne brauchen in der Cowboy-Welt jedoch Väter, die darüber hinaus auch die Welt zu den Kindsmüttern, zum weiblichen Geschlecht, offen, souverän und erfüllend gestalten können, sodass sie den Söhnen auch hierin als Vorbild und Identifizierungsmöglichkeit dienen können.

6.5 Wickie und die starken Männer und der „Circle of Life"

Wo wir es gerade wieder einmal von der Sublimierung hatten und alte Fernsehserien beleuchten, möchte ich einen weiteren Serien-Klassiker erwähnen: Die Fernsehserie „Wickie und die starken Männer" zieht ihre Beliebtheit bei kleinen Jungen aus meiner Sicht aus einer tröstlich-triumphierenden Fantasie im Rahmen des ödipalen Konfliktgeschehens mit dem eigenen Vater. Wickie ist umgeben von starken, bärigen, bärtigen Männern, die ihm an Kraft deutlich überlegen sind und die, nach ihren halsbrecherischen Seefahrten und anderen Abenteuern, laut grölend im Dorf Flake von ihren Ehefrauen erwartet werden.

Wickie möchte teilhaben an der aufregenden Welt der „starken Männer" – entsprechend der Sehnsucht eines jeden Sohnes, sich in der Größe und Stärke des Vaters sonnen, von dieser partizipieren und etwas davon für das spätere Leben internalisieren zu können. Heimlich oder zufällig ist Wickie bei den Fahrten und Abenteuern der wilden Wikinger immer zugegen. Dabei machen dem Knaben die „wilden Männer" einerseits Angst (was auch typisch ist in dieser Phase) und zusätzlich wird ihm im Kontakt mit diesen auch seine „Kleinheit" und „Knabenhaftigkeit" bewusst.

Der Autor hilft Wickie aber ganz konkret, das Gefühl der eigenen Kleinheit, des „Noch-nicht-Mann-genug-Seins" wettzumachen. Wickie setzt der derben und tumben Männlichkeit der Wikinger-Väter seinen Ideenreichtum, seine „Geistesblitze" entgegen. Dies ist sein großer „Trumpf", hierdurch gelangt er zu Anerkennung und sieht den Stolz in den Augen seines Vaters aufblitzen – das ist seine „narzisstische Nische". Der Wunsch nach wertschätzender Spiegelung durch den Vater begleitet einen Sohn wahrscheinlich ein halbes Männerleben lang. In dieser Phase sind väterliche Wertschätzung und Anerkennung und Kompetenzzuschreibungen aber besonders wichtig, gerade, weil man den Vater ja gleichzeitig bekriegen möchte.

Der Autor der Wickie-Geschichten stellt dem Jungen also den „Geistesblitz" als tröstende Waffe zur Seite und damit sind wir bei typischen Mechanismen, die Jungen im ödipalen Rangeln mit dem Vater auch anwenden: Es gab für mich kaum etwas Wundervolleres, als meinem kleinen Sohn zu zuhören, wie er sich und mir stolz das Funktionieren und die großen Zusammenhänge der Welt erklärte und wie er mich gleichzeitig in dieser Phase aber eben gerne auch als „kleinen, dummen Kacka-Arzt" bezeichnet hat.

Der Wickie-Autor greift aber noch ein weiteres ödipales Motiv auf: Er lässt die Väter häufig zu langer Abwesenheit auf gefährliche Seefahrten ausrücken, sodass Wickie und seine gleichaltrigen ödipalen Kumpels die Mütter (außerhalb des Blickfeldes und der Zugriffsmöglichkeit der Väter) phasenweise für sich alleine haben. Dies ist verbunden mit der potenziellen Möglichkeit, dass das väterliche Boot in Sturm und Wellen mit dem Vater untergeht – was dem vollendeten Vernichtungs- und Todeswunsch des Sohnes entspricht, der die Mutter dann ganz für sich alleine hätte.

Ohne das Genre Film und Fernsehen überstrapazieren zu wollen, kreisen auch viele von Walt Disneys Filmen um klassische ödipale Themen. „Arielle, die Meerjungfrau" z. B. behandelt die Auflösung der ödipalen Verstrickung von König Triton, dem Herrscher über das Meeresvolk, mit seiner jüngsten Tochter. Der Film, respektive das Musical „Der König der Löwen" ist eine wunderbare und anrührende Darstellung der Facetten der Vater-Sohn-Beziehung, unter Betonung des Eingebundenseins in das Generationen-System (letztgenanntes im Song „They live in you"). In einer psychotherapeutischen Fachzeitschrift las ich neulich, dass weniger als die Hälfte aller Abiturienten noch die Berufe ihrer Großväter, geschweige denn ihrer Urgroßväter kennen, sodass ich es bemerkenswert finde, dass die amerikanische Unterhaltungsindustrie Kindern in diesem, bis heute weltweit erfolgreichsten Zeichentrick-Film, darauf hinweist, dass auch die Großväter und deren Väter „in uns leben". In den Film und in das, auf dem Film basierende, Musical sind jedoch vor allem klassische, im ödipalen Spannungsfeld anzutreffende Themen eingebaut.

Zu Anfang des Films erklärt Mufasa, der König der Löwen, der das Königreich mit Güte und Weisheit regiert, seinem Sohn, dass „jedes Ding seine Zeit hat", dass es seit Generationen so ist, dass der Sohn zunächst unter den Fittichen und den Regeln eines wohlwollend-förderlichen Vaters und der „Altvorderen" heranwachsen muss, bis eines Tages die „Wachablösung" stattfindet und der Sohn die Herrschaft übernimmt. Simba, sein männlicher Nachkomme, singt aber bereits als junger Löwe „Ich will jetzt gleich König sein", was wir ja als klassischen ödipalen Wunsch des Sohnes, den Vater früh vom Thron stoßen und beseitigen zu wollen, kennen. Als Heranwachsender widersetzt sich Simba dann aus Neugier und aus Ärger über die Grenzziehungen des Vaters diesem und wird dadurch schuldig am Tod des Vaters (der Todeswunsch des Jungen wurde hier abgespalten/externalisiert und seinem Onkel Scar zugeschoben). Voller Schuld und Trauer über den getöteten Vater flieht Simba daraufhin aus dem Königreich und irrt verzweifelt umher, bis das Ganze dann ein Happy End findet, in dem Simba rechtmäßiger König wird und am Ende des Films seinen eigenen, neugeborenen Sohn dem Himmel – den Altvorderen – entgegenstreckt – der „Circle of Life" eben, der immer auch die Geschichte des ödipalen Aufbegehrens beinhaltet.

6.6 Exkurs: Vom „gewaltigen Urvater" zu Erdogan, Putin und Trump

Sie sehen, „Ödipales" lässt sich in vielen Bereichen identifizieren. Die Psychoanalyse ging früher davon aus, dass der Ödipus-Komplex im Laufe der frühen Kindheit „aufgelöst" wird und dass sich hieran eine friedvollere „Latenz-Phase" anschließt.

Lebenslange Dualität
Heute wird aber davon ausgegangen, dass die Dualität von Liebe zum Vater, dem Wunsch nach väterlicher Größe und männlicher Identifizierungsmöglichkeit einerseits und der latente Angriff auf die väterliche Autorität und die Rivalität zum Vater – in wechselnden Ausprägungsgraden und wechselnder Balance – ein „systemimmanentes" Phänomen zwischen Vätern und Söhnen ist. Für Freud gehört der Angriff auf die väterliche Autorität zur Gründungsgeschichte menschlicher Gesellschaften. In seiner Schrift „Totem und Tabu" beschreibt er, wie der „gewaltige Urvater", Vorsteher der „Vater-Horde", durch eine „Brüder-Schar" gestürzt wird. Freud meint, dass eben nicht nur die Familie, sondern auch die Menschheitsgeschichte dem Ödipus-Komplex folgt. Nach dem Sturz der Väter herrscht die „vaterlose Gesellschaft" in einer „demokratischen Gleichstellung" innerhalb des „Brüder-Clans". Freud beschreibt dabei nachvollziehbar, wie sich bei den Brüdern, nachdem diese über den Vater triumphiert haben, sich dessen Autorität entledigt haben, langsam wiederum eine „Vater-Sehnsucht" einstellt. Es bestünde eine Ambivalenz, in der man den, den man gefürchtet, gehasst und gestürzt hat, doch auch geliebt hat und dass die „vaterlose Gesellschaft" nicht der gesellschaftlicher „Königsweg" sei. Kaum ist die Autorität abgeschüttelt, mischt sich in den Siegestaumel aber eine neu aufkommende Vater-Sehnsucht, und dies auch da unklar ist, wie die einstmaligen väterlichen Funktionen weiter wahrgenommen und

delegiert werden sollen. Sich des realen Vaters entledigen ist eine Seite der Medaille, aber was wird aus den notwendigen väterlichen Funktionen? Freud sagt, dass die Brüder-Horde Regeln und Gesetze („Tabus") aufstellt, mit denen sich das soziale Leben neu und anders als mittels „urväterlicher" Gewalt ordnen lässt. Das Väterliche tauche hierin in verwandelter Form auf und nach Freud beginnt hiermit die „Sittlichkeit des Menschen".

Es sind also nicht mehr König oder Kaiser, die Dekrete erlassen oder Moses, der die Gebote des Himmelsvaters übermittelt, sondern es sind verfeinerte, von der Brüder-Horde (den „Söhnen") erschaffene Regeln, in denen der Vater symbolisch wiederzufinden sei, dies, da der „imaginäre Vater" immer im Spiel bleibe, da es letztlich doch einen alles überdauernden Wunsch nach väterlicher Autorität und Ordnung gäbe.

Der König ist tot, lang lebe der König!
Der Philosoph Dieter Thomä hält die Französische Revolution für einen solchen Kristallisationspunkt in der europäischen Geschichte, wobei die Guillotinierung der herrschenden Väter durch die Söhne nicht notwendigerweise zu mehr Brüderlichkeit, mehr „Fraternité" geführt hat, die Revolution ihre Kinder frisst und vielleicht doch ewig gilt: „Der König ist tot, lang lebe der König".

Ich habe Hochachtung vor dem Wirken und Werk Sigmund Freuds, der seine eigene Brüder-Schar recht kategorisch nach der Devise „Wer nicht für mich ist, ist gegen mich" führte und der als Vater der Psychoanalyse nur sehr wenig Kritik an seinem Werk zuließ. Ich bin kein „Freudianer", da mir die Beiträge seiner Söhne und Enkel für meine psychotherapeutische Tätigkeit hilfreicher erscheinen. Seine Beschreibungen der Ambivalenz zwischen Vatermord und gleichzeitiger Vater-Sehnsucht der Söhne hat er jedoch sehr treffend herausgearbeitet und ich erlaube mir in Freud'scher Lesart eine gewagte These zu äußern: Die zurückliegenden 30 Jahre waren politisch geprägt vom Zerfall totalitärer Staatsregime, allen voran der Zusammenbruch Russlands und der anderen Staaten des Ostblocks. Diktatoren wie Saddam Hussein oder Muammar al-Gaddafi wurden gestürzt und der Arabische Frühling breitete sich aus. Es ist die Frage, warum aktuell mit Putin, Erdogan und Trump ein solcher Ruf, eine solche Sehnsucht nach dem „starken Landes-Vater" vorherrscht und dies, nachdem in diesem Zeitraum u. a. mit Michail Gorbatschow und Barack Obama zwei Staatspräsidenten, die für einen weniger patriarchalischen Führungsstil stehen, mit dem Friedensnobelpreis ausgezeichnet wurden. Dieter Thomä schreibt: „Wenn aber die Väter nur verleugnet und verdrängt werden, dann kommen sie irgendwo, wie ein unter Wasser gedrücktes Stück Holz, wieder hoch". Vielleicht hat sich die Menschheit daher mit der zunehmenden Abkehr von Patriarchen, mit zu viel friedlichem Verhan-

deln, Glasnost, „Obama-Care" und vielleicht auch mit „Mutti" Merkel überfordert und die Menschheitsgeschichte schlägt nunmehr wiederum zum Pol
der Sehnsucht nach „eindeutigen" Vätern aus. Lang lebe der König!

6.7 Über die Idealisierung zur notwendigen Entidealisierung – der väterliche Abstieg vom Helden zum „Vollpfosten"

> » Und wie du wieder aussiehst, Löcher in der Hose und ständig dieser Lärm
> (Die Ärzte, aus dem Lied „Junge")

An die, mitunter anstrengenden Reibereien im Rahmen der ödipalen Phase,
schließt sich dann in der Tat eine friedlichere Phase an, in der der Sohn nun
nicht mehr vordringlich auf dem Plan hat, den Vater zu beseitigen oder zu
übertrumpfen, sondern in der dieser eher versucht, dessen Fähigkeiten und
Fertigkeiten nachzuahmen und vom Vater zu lernen.

Fördern, anregen, Richtschnur
Der Vater wiederum erfüllt die Funktion des Mentors, der seinem Sohn Leitli-
nien und Orientierung anbietet. Es ist die Phase (ich spreche über die Zeit etwa
zwischen dem sechsten und 12. Lebensjahr), in der der Sohn auf einen förderlichen, gewährenden, anregenden und zugleich zurückhaltenden Vater zurückgreifen können sollte, denn so wird der Sohn unter anderem Stolz und Kompetenzgefühl aus seinen eigenen Leistungen heraus entwickeln können. Der Vater
sollte anhaltend ermutigend sein – gemäß dem Nike-Motto „Just do it!" – und
den Sohn (wie in dem eingangs des Buches dargestellten Experiment mit der
Rampe) einfühlsam auch an die „Grenzen der Machbarkeit" führen, denn auch
das Scheitern an Aufgaben, meine vielzitierte „dosierte Frustration", ist ein Bestandteil des Lebens. Väter können ihren Söhnen dabei helfen, eine gesunde
Selbstwertregulation und eine adäquate Frustrationstoleranz zu entwickeln.

Väter, nutzt diese Phase!
Väter wiederum sollten diese Phase für sich nutzen, denn sie ist auch von einer Idealisierung der Väter seitens der Söhne begleitet, der Vater ist „Held"
und großes Vorbild und noch ist der Vater häufig der, der in der Fantasie des
Sohnes die Sonne auf- und wieder untergehen lässt. Aber Achtung: Unglücklich wäre, wenn Vater und Sohn sich hierbei gemeinsam in eine „Omnipotenz-
Blase" versteigen würden. Männlichkeit ist nie vollkommen – es reicht, ein
„hinreichend perfekter" Vater zu sein. Für Väter ist daher wichtig, ihren Söh-

nen gegenüber auch souverän zu eigenen Fehlern und Unvollkommenheiten stehen zu können. Es ist nicht ratsam, für den Sohn hartnäckig eine unrealistische Vorstellung von Männlichkeit und von väterlicher Größe aufrechterhalten zu wollen. Michael Diamond sagt hierzu: „Dass unsere Fähigkeit, unsere Söhne zu lehren, begrenzt ist, zählt zu den bittersten Lehren, die das Leben für Väter bereithält."

Seien Sie ein „Rankstab" für die Kinderseele

Im Zusammenhang mit dieser Vater-Sohn-Phase fällt mir ein Zitat von Johann Heinrich Pestalozzi ein, das ich trotz intensiven Googelns nur noch sinngemäß aus der Erinnerung wiedergeben kann: „Elterliche Erziehung sollte sein wie ein Rankstab, um den sich die Kinderseele ranken kann und es gilt, nur die zu weit ausschlagenden Triebe zu kürzen." Also: Seien Sie Ihrem Sohn ein guter, stabiler Rankstab, der ihm Halt und Richtung gibt, regen Sie ihn zu Wachstum und ausreichend Trieben an und begrenzen Sie umsichtig und einfühlsam den Wildwuchs.

Schätzen Sie die Ruhe vor dem Sturm

Es ist wichtig, sich als Vater die Besonderheit und auch die Unwiderrufbarkeit dieser Entwicklungsphase der Söhne zu vergegenwärtigen. Dies, da es mit zunehmender Dauer der sich anschließenden Adoleszenz für Väter dann öfter heißt, sich „warm anzuziehen", weil die jugendlichen Söhne nun ihre eigene Identität und ein eigenes Selbstbild finden wollen, was mittels heftiger Auseinandersetzungen und Entwertungen des Vaters geschieht. Dies ist auch davon begleitet, dass sich die Häufigkeit des „affectionate touch", der liebevollen Begegnungen, drastisch reduziert, ausgelöst durch die Söhne.

Peergroups und neue Helden

Zu „knabbern" hat man als Vater in dieser Phase auch daran, dass die Peergroup zunehmend meinungsbildend wird und andere Identifikationsfiguren und Helden in das Leben der Söhne treten. Die gefährlichen Ritter, Dinosaurier und Lego-Bionicles aus Kindertagen waren, ebenso wie später Spiderman und Batman, keine ernstzunehmende Konkurrenz für das väterliche Primat. Der neue Trainer der Mannschaft, der „lässige" neue Klassenlehrer und die verwegenen Rapper mit ihren „coolen" Songtexten und ihren außergewöhnlichen Biografien gilt es jedoch, mit ebensolcher Gelassenheit zur Kenntnis zu nehmen. Mein Sohn betonte beispielsweise immer wieder, dass sein deutscher Lieblingsrapper Kollegah, mit bürgerlichem Namen Felix Antoine Blume, in Mainz Jura studiere und zu Unrecht in einem Prozess wegen gefährlicher Körperverletzung angeklagt sei. Über Wikipedia erfuhr ich, dass dieser als 15-Jähriger zum Islam konvertierte und 2002 einen Malwettbewerb der Volksbank Simmern zum Thema „Komm mit in eine andere Welt: Märchen, Mythen, Sagen" gewann – dagegen erscheint ein normal-väterlicher Lebenslauf in der Tat extrem unspannend. „Der war jetzt gar nicht mal so schlecht", war das maximale Lob, die maximale Reaktion, die mein Sohn in dieser Zeit meinen Witzen entgegenbrachte, das Wort „Vollpfosten" fand gerade Einzug in die Jugendsprache und ich wurde zu eben solch einem „Vollpfosten". „Papa, das kannst Du nicht mehr anziehen" oder „So etwas ziehe ich doch nicht mehr an" war plötzlich eine beliebte, der Abgrenzung dienende Bemerkung, wenn ich ihm freudig ein gekauftes T-Shirt unseres gemeinsamen Lieblings-Labels unter die Augen hielt und „isso" (Jugendwort des Jahres 2016) war die knappe Standardantwort auf meine ungläubigen, väterlichen Rückfragen.

Bart Simpson und sein „Looser"-Vater
Mein Sohn hat in dieser Zeit mit großer Vorliebe die amerikanische Zeichentrickserie „Die Simpsons" geschaut, deren weltweiter Erfolg aus meiner Sicht darauf basiert, dass darin die Sohn-Vater-Dynamik ähnlich gut den vorherrschenden entwicklungspsychologischen Nerv der Söhne trifft, wie einst „Wickie und die starken Männer" in den Kindertagen. Der Sohn der Familie, Bart Simpson, ist ein Unruhestifter und Barts Charakterzüge sind Aufsässigkeit und fehlender Respekt gegenüber Autoritäten (etwas in der Tradition von Tom Sawyer und Huckleberry Finn oder Max und Moritz). Dies drückt Bart Simpson in entsprechendem Verhalten aus, aber auch in Form von legendären Aussprüchen, die millionenfach auf T-Shirts gedruckt und von Jugendlichen getragen werden und was in den USA, auf Grund der provokanten Aussprüche, zu einem Verbot des Tragens von Bart-Simpson-T-Shirts in Schulen geführt hat. Fehlender Respekt findet sich vor allem aber auch seinem Vater gegenüber, den er zumeist nicht als Vater ansprechen will, sondern nur mit dessen Vornamen. Homer Simpson, der Vater, wird in der Serie überwiegend als „Looser" dargestellt und als Vater, der teilweise absurde Ideen und Lebensträume entwickelt. Bart Simpson lässt keine Gelegenheit aus, seinem Vater zu zeigen, was dieser für ein Trottel ist. Ähnliches dürfte Vätern heranwachsender Söhne ebenfalls bekannt sein, wie auch das legendäre Augenrollen der Söhne nach einem väterlichen Witz oder eben die Titulierung als „Vollpfosten" – „isso!"

Mark Twain fasst es zusammen
Es gibt ein schönes Zitat von Mark Twain, das das Gesagte wundervoll zusammenfasst: „Als ich 14 Jahre alt war, war mein Vater für mich so dumm,

dass ich ihn kaum ertragen konnte. Aber als ich 21 wurde, war ich doch erstaunt, wieviel der alte Mann in sieben Jahren dazu gelernt hatte".

Die Abkehr von den Vorstellungen und Werten, die der Vater verkörpert, ist Bestandteil der Identitätsfindung der Söhne, daher ist das Loslassen der Väter vom Helden-Status zugunsten eines „Eigen-Lebens" der Söhne unverzichtbar. Es bleibt zu hoffen, dass Vater und Sohn zuvor eine tragfähige, herzensverbundene Beziehung etablieren konnten, die den Sohn in seinen Abgrenzungswünschen nicht zu Extremen greifen lässt und die es dem Vater leichter macht, die Ohnmacht ob des Verlustes seines „kleinen Jungen" zu verschmerzen und diesen trotzdem in seiner Identitätsfindung unterstützen zu können.

Das Testen von Grenzen

Auch das Testen von Grenzen wird für die Söhne zu einer lustvollen Herausforderung und bisweilen verhalten sich Söhne absichtlich provozierend, weil die missbilligende oder ärgerliche Reaktion ihrer Eltern als Bestätigung ihrer Eigenständigkeit erlebt wird. Im Falle meines Sohnes war dies z. B. das Tragen einer Baseball-Kappe, gerne auch im häuslichen Umfeld, besonders gerne vor allem bei Tisch. Er spürte, dass mich dies innerlich zur Weißglut trieb, umgekehrt war mir völlig klar, dass ich hier „am kürzeren Hebel" saß, weil, wenn ich als römischer „pater familias" von meinem Hausrecht Gebrauch gemacht hätte, er mich an der wundesten Stelle getroffen hätte, indem er das Kontingent für gemeinsame Vater-Sohn-Zeit weiter reduziert oder nonchalant auf lässiges Desinteresse im Kontakt mit mir umgeschaltet hätte. (Nach zähen Verhandlungen und der weisen Einflussnahme meiner Frau haben wir übrigens folgende Regelung finden können: keine Kappe bei gemeinsamen Essen. Gilt auch in Restaurants und gilt weltweit.)

Ablehnung und Rücksichtslosigkeit

Die Ablehnung und „Rücksichtslosigkeit" der Söhne in dieser Phase ist „physiologisch", kann mörderische Wut einschließen und dient der Selbstfindung und Identitätsbildung. Dem Heranwachsenden stehen zehntausende Seiten Weltliteratur zu dieser Thematik und ungezählte Verfilmungen derselben zur Verfügung. Insbesondere in den Songtexten von Musikern findet die Anklage und der Frust über die unverständigen, „bescheuerten" Eltern von Generation zu Generation ihren Ausdruck. Wohl jeder wird einen Song benennen können, in dem er sich als Jugendlicher „verstanden" und gespiegelt gefühlt hat. In meinem Fall war es der Song „My Generation" der englischen Band „The Who": „People try to put us down. Just because we get around. Things they do look awful cold, I hope I die before I get old. This is my generation.

This is my generation, baby. Why don't you all fade away. And don't try to dig what we all say. I'm not trying to cause a big sensation, I'm just talkin' 'bout my generation."

Als Vater gilt es auch hier, den „Fehde-Handschuh" aufzunehmen, die Provokationen wahrzunehmen, denn ansonsten wird sich der Sohn im Rahmen seiner Identitätssuche vom Vater im Stich gelassen fühlen und sich womöglich Orientierung auf steinigeren Lebenswegen oder schieferen Bahnen suchen. Es gilt natürlich aber auch das erwähnte Pestalozzi-Zitat, das besagt, dass der Wildtrieb der Söhne in familienverträglichem Rahmen gehalten werden muss und dass es väterlicherseits notwendig ist, die Triebe, die zu weit ausschlagen, zu begrenzen.

Ich bin mit meinem Sohn, schon als er recht klein war, immer gerne zu meinem Lieblingsverein ins Stadion gegangen. Mein Vater ist nie mit mir in das Stadion gegangen (und Sie wissen ja zwischenzeitlich, warum). Die S-Bahn-Fahrten zum Stadion, das gemeinsame „Schnitzel-Brötchen" und der Kinderpunsch/Glühwein an kalten Tagen waren mir „herzerwärmende" Rituale bis zu dem Tag, als mein Sohn zu meinem großen Bedauern einen eigenen Lieblingsverein fand, für den er glühend schwärmte und weshalb er fortan, wenn unsere Mannschaften aufeinandertrafen, mit einer gewissen Verachtung meine angebotenen, teuren Sitzplatz-Karten ausschlug, um sich stattdessen mit seinen Kumpels Stehplatz-Karten im Block seiner Mannschaft zu kaufen und dort lautstark die Niederlage meiner Mannschaft und den Sieg seiner Mannschaft zu skandieren. Heute gehen wir wieder sehr gerne gemeinsam ins Stadion – tempora mutantur.

Gefühle von Ohnmacht, Undank, Kränkung

Diese Phase kann für Väter aber oftmals mit dem Gefühl von Ohnmacht, Undank und Kränkung verbundenen sein oder mit dem Gefühl, dass man für den Sohn nur noch als Chauffeur oder Geldesel von Interesse ist. Es kann hier hilfreich sein, sich auf seine eigenen Gefühle als Sohn in dieser Zeit zurückzubesinnen. Mein Sohn hat mir hierbei eine Schlüssel-Szene beschert: Ich war beseelt von der Idee, dass Vater und Sohn doch einmal wieder gemeinsam ins Kino gehen könnten und hatte mir für diesen Plan extra einen Blockbuster-Actionfilm ausgesucht – das ist zwar sonst überhaupt nicht mein Geschmack, aber man will ja als Vater dem Sohn „etwas bieten" und ist ja auch davon überzeugt, zu wissen, was bei der Jugend gerade so angesagt ist. Nachdem ich meinem, damals 16-jährigen Sohn, mit freudiger Erregung meine „tolle" Idee mitgeteilt hatte, legte dieser – von der Körpergröße mittlerweile knapp an mich heranreichend – sehr liebevoll und fast „väterlich" seinen Arm auf meine Schulter und meinte nur: „Papa, wärst du damals, mit 16, noch mit deinem

Vater ins Kino gegangen?" Mit seiner Geste, mir „väterlich" die Hand auf meine Schulter zu legen und seiner Frage, hat mein Sohn seine ganze empathische Kompetenz ausgespielt und ich habe ihm wortlos aus meinem Portemonnaie einen 10-Euro-Schein in die Hand gedrückt und ihm einen schönen Kino-Abend mit seinen Kumpels gewünscht.

Söhne halten den Vätern einen Spiegel vor

Heranwachsende Söhne führen ihren Vätern eben auch vor, dass ebenso für einen selber „die Zeit nicht stehengeblieben ist". Die körperlichen Veränderungen der Söhne in der Pubertät, mit Testosteron-bedingtem Körperlängenwachstum und Zunahme der Muskelmasse, treffen auf die Veränderungen des eigenen, väterlichen Körpers. Als ich meinem Sohn, als 17-Jährigem, bei einigen A-Jugend-Spielen zuschaute, empfand ich Freude über den Anblick von so viel Kraft, Kampf und Leidenschaft. Andererseits flößte es mir auch Ehrfurcht und großen Respekt ein, da mir mit etwas Wehmut klar wurde, dass meine konditionelle und körperliche Halbwertzeit in diesem Umfeld heute äußerst begrenzt sein dürfte. Es ist mit Sicherheit kein Zufall, dass ich mir ziemlich zeitgleich endlich den ersehnten offenen Sportwagen gekauft habe und dass die Jungs aus meiner Fahrrad-Runde (allesamt um die 50) für das darauffolgende Jahr als große sportliche Herausforderung eine Alpen-Überquerung mit dem Mountainbike gebucht haben.

Milde sein und keinen Neid bitte!

Im Angesicht von so viel aufkommender Männlichkeit, vor allem körperlicher Kraft und Leistungsfähigkeit der Söhne, gilt es als Vater hier sein eigenes Selbstbild neu zu konstruieren und dem Lauf der Zeit anzugleichen. Es ist ratsam, als Vater dabei einerseits „milde" mit sich selbst zu sein und das „Rad der Zeit" nicht aufhalten zu wollen. Andererseits gilt es auch, sich an der blühenden Männlichkeit der Söhne zu erfreuen und hierüber nicht in Neid zu verfallen oder in alberne Konkurrenz treten zu wollen.

Auch hierzu eine kleine Geschichte mit meinem Sohn, die das oben Genannte illustrieren soll: Über viele Jahre hatte ich meinem Sohn, wenn er zu vorwitzig war und sich über mein Alter lustig gemacht hatte, den Vorschlag unterbreitet, dass wir doch gerne spontan zum nahegelegenen Sportplatz fahren könnten, um gemeinsam einen 100-Meter-Lauf zu machen und dann würde sich ja schon zeigen, wer der Schnellere von uns beiden sei. Zu diesem Zweck hatte ich die alten Laufschuhe mit Spikes aus meiner Zeit als jugendlicher Leichtathlet aus dem Keller hervorgekramt und demonstrativ offen in meinem Büro in das Regal gelegt. Viele Jahre hatte sich mein Sohn vor diesem Duell gedrückt, bis ich meine alten Laufschuhe dann irgendwann still und heimlich wieder in den Tiefen des Kellers hatte verschwinden lassen und von da an hoffte, dass mein Sohn mich nunmehr nicht von seiner Seite aus zu diesem Duell auffordern würde, denn ich wusste einerseits, dass ich „ziemlich alt" gegen ihn aussehen würde und außerdem befürchtete ich, mich zu verletzen.

Was Miroslav Klose und Mario Götze uns sagen wollen
Viele Väter haben wahrscheinlich lange Zeit Miroslav Klose dafür in ihr Nachtgebet eingeschlossen, dass er mit 36 Jahren Weltmeister wurde und mit 38 Jahren noch in der italienischen Serie A gespielt hat. Damit liegt er jedoch außerhalb der doppelten Standardabweichung des Durchschnittsalters für Fußballprofis – die Realität ist, dass das Durchschnittsalter der Bundesligaprofis in der Saison 2019/20 bei 25,8 Jahren lag und dass Mario Götze sein legendäres WM-Siegtor im Alter von 22 Jahren schoss. Daher nochmals: Tempora mutantur und das ist auch gut so.

6.8   Ein kleiner Rat für die Väter

» „Du wirst eines Tages bestimmt ein guter Vater sein, Bart."
„Du eines Tages vielleicht auch, Homer."
(Bart Simpson und sein Vater Homer im Dialog)

Nach mehr als 20 Jahren psychotherapeutischer Arbeit, auch mit Vätern, möchte ich Ihnen einen Rat mit auf den Weg geben: Sorgen Sie dafür, dass Sie in der Zeit vor der Adoleszenz Ihrer Söhne, in der es naturgegeben spannungsfreier zugeht und in der Väter noch ein Stück weit den „Helden"-Bonus besitzen, eine gute Beziehung zu Ihrem Sohn aufbauen, damit Sie und Ihr Sohn die stürmische und raue See in der Adoleszenz und im frühen Erwachsenenalter gut durchschiffen können und um hiernach unbeschadet wieder zueinander finden können. Häufig befindet sich man/Mann in den jungen Jahren der Kinder in der sogenannten „Rushhour des Lebens", d. h. neben dem „Projekt Nachwuchs" gilt es, die berufliche Ausrichtung und die berufliche Karriere zu verfolgen und sich um die materielle Absicherung der Familie Gedanken zu machen. Ich habe in meiner Praxis viele Väter gesehen, die sehr viel Ehrgeiz und Zeit in das Weiterkommen und die Verwirklichung im Beruf investiert hatten – Väter, die, wie erwähnt, für ihre Familie „da" waren, indem sie „weg" waren. Nachdem hier etwas Ruhe eingekehrt war, etwas das „Gas rausgenommen" wurde, glaubten diese Väter, sich nun intensiv um ihre Söhne kümmern und an deren Leben teilhaben zu können. Diese Väter waren dann völlig frustriert in einer Mischung aus tiefer Traurigkeit (oder gar Depression) und massiver Wut darüber, dass ihre Söhne keinerlei Interesse an der „Neuentdeckung" des Vaters hatten, nach dem Motto: „Lass mal stecken, Alter, Du hast Dich früher nicht für mich interessiert und warst nie da und jetzt habe ich ohnehin meine eigene Welt." Kinder-Zeit kommt nie wieder und es gilt, das Feld früh zu bestellen.

Wertschätzendes Interesse am Anders-Sein entwickeln

Es empfiehlt sich auch, spätestens mit dessen Volljährigkeit, den Sohn „auf Augenhöhe" anzusprechen und diesen in seiner Persönlichkeit und in seinem Anders-Sein anzuerkennen, ob einem als Vater das eine oder andere nun passt oder nicht. Ich habe es immer als Gewinn betrachtet, wenn meine Sohn sich geöffnet hat und ich zuhören durfte, wie seine Welt „tickt", auch um festzustellen, dass es Erlebniswelten gibt, die mir sonst völlig verschlossen geblieben wären, wie beispielsweise die Tatsache, dass die heutigen Jugendlichen und jungen Erwachsenen gänzlich andere Kommunikationsformen (Stichwort: Social Media) haben oder eine gänzlich anderen Nutzung des Internets pflegen und wie deren Humor ist. Wenn man als Vater authentisches, offenes Interesse zeigt, das die Grenze zum „peinlichen Ausfragen" und die notwendige Intimsphäre wahrt, wird man nach meiner Erfahrung von Seiten des Sohnes nur „dosiert" frustriert werden.

Die alte Stallordnung überdenken

Wer aber als Vater in dieser Phase glaubt, sich väterlich-autoritär „aufblasen" zu müssen oder die Welt und die Werte seines Sohnes im Inneren abwertend belächelt oder seinem Sich-gekränkt-Fühlen übertriebenen Ausdruck verleiht, dem werden die Söhne in kürzester Zeit mit sehr einfachen Mitteln „die Luft herauslassen". Väter müssen nicht „beste Freunde" ihrer Söhne sein, geht es doch auch nach der Volljährigkeit noch um Abgrenzung und Ausbildung einer eigenen Persönlichkeit. In dieser Phase jedoch übermäßig die „alte Stallordnung" aufrechterhalten zu wollen ist keine kluge Idee.

Männer, tauscht euch aus!

Ich halte es für sehr hilfreich, in dieser Phase der Vaterschaft, respektive auch in dieser Lebensphase als Mann, in der, nach der „Rushhour", vielleicht auch das erste Mal eine Reflexion über das eigene Leben einsetzt, sich mit anderen Vätern auszutauschen. Es ist erwiesenermaßen nicht gerade männliche Kernkompetenz, sich über das Innenleben, über das, was „Mann" so bewegt, zu besprechen. Frauen sind hierin wesentlich klüger und kompetenter. Söhne sind so auch mit ihren körperlichen Veränderungen in der Pubertät zumeist auf sich alleine gestellt (z. B. mit der Erfahrung der ersten nächtlichen Samenergüsse oder mit dem beginnenden Bartwuchs). Töchter können hier traditionell auf mütterliche Gespräche und Unterstützung bauen. Bis Väter und Söhne sich über Körperlichkeit unterhalten können, sich die Söhne hiermit nicht alleine gelassen fühlen, wird es wohl noch eine Weile dauern. Väter berichten anderen Vätern gegenüber vorwiegend von den „Glanztaten" ihrer Söhne, wie großartig doch der Sohn ist (Söhne als narzisstische Selbstobjekte – das hatten wir ja schon) und wie großartig es sich anfühlt, Vater dieses großartigen Sohnes zu sein (die Psychoanalyse nennt dies „Spiegelübertragung"). Wünschenswert und hilfreich wäre jedoch, wenn Väter mit anderen Vätern auch über die anderen Facetten der Vatergefühle in Austausch kommen würden. Väter könnten in diesem Zusammenhang vor allem auch davon profitieren, sich über den Übergang in eine neue Lebensphase als Mann zu beraten, denn gerade diese Phase der Vater-Sohn-Beziehung zeigt die „Responsivität" der Entwicklung beider Beteiligter, in der das Erwachsenwerden des Sohnes immer auch beim Vater eine Selbstreflexion anstößt.

6.9 Der erwachsene Sohn – auf Augenhöhe bitte!

» Das ist ein weiser Vater, der sein eigenes Kind kennt.
(William Shakespeare, aus „Der Kaufmann von Venedig")

Respektierende Distanz und andere Lebenswege
Im frühen Erwachsenenalter, wenn die Söhne unter Umständen ein Leben außerhalb der Herkunftsfamilie erwägen, eventuell ausziehen, sich für ein Freiwilliges Soziales Jahr, „Work and Travel", eine Berufsausbildung oder ein Studium entscheiden, können die Väter abermals die Rolle eines hilfreichen Mentors übernehmen. Dies geschieht jedoch nunmehr mit mehr „respektierender Distanz" und in einer Beziehung zwischen zwei ebenbürtigen Erwachsenen, von denen der eine lebenserfahrener ist.

Väter müssen sich hierbei eingestehen, dass sie den Lebensweg ihrer Söhne, deren Lebensentscheidungen, nicht mehr beeinflussen können. Angedachte Lebenswege („das Kind im Kopf") werden von den Söhnen häufig nicht in Erwägung gezogen. „Guck dir den Dieter an, der hat sogar ein Auto. Warum gehst du nicht zu Onkel Werner in die Werkstatt? Der gibt Dir eine Festanstellung, wenn du ihn darum bittest" singen die Ärzte in ihrem genialen Lied „Junge" und Svenja Hofert hat ein Buch geschrieben mit dem Titel „Am besten wirst du Arzt". Der Titel ist selbsterklärend und in ihrem Buch legt sie

unter anderem auch schön dar, wie überholt (neudeutsch: wie „oldschool")
und wie wenig an der aktuellen Arbeitswelt orientiert elterlich angedachte
Berufswege für ihre Kinder häufig sind.

„Jeder ist seines Glückes Schmied" heißt es bekanntermaßen. Als Vater
bleibt einem häufig nur zu hoffen, dass man dem Sohn genug Mut und „Gerichtetheit" mit auf den Weg gegeben hat, dass dieser das „Lebenseisen"
schmiedet, solange es heiß ist, d. h. dass der Sohn eine Tätigkeit, eine Ausbildung oder ein Studium aufnimmt und auch die „Generativität" im Hinterkopf behält und nicht ziellos bleibt, bis die „Lebensschmiede" erkaltet ist.

Väterliches Bilanzieren und Neujustierung

Umgekehrt bilanzieren viele Väter im Zuge der Abnabelung der Söhne (natürlich auch im Rahmen der Abnabelung der Töchter) und deren „Aufbruch" in
Ausbildung, Studium und die, noch „unbegrenzten Möglichkeiten", ob denn
alle eigenen Lebensentscheidungen richtig waren. Väter stellen sich die Frage
nach der eigenen Zufriedenheit und nach dem eigenen Erreichten im Berufsleben. Sie fragen sich, was es jetzt, wo die Elternrolle zunehmend in den Hintergrund tritt, darüber hinaus an Verbindendem mit der Ehefrau gibt und fragen
sich, was sie mit dem, noch vor ihnen liegenden Leben, anfangen und wie sie
dieses gestalten wollen. In einer Studie wurde die Lebenszufriedenheit in rund
80 Ländern untersucht und ergab das Bild einer U-förmigen Kurve, wobei die
Lebenszufriedenheit um das 50. Lebensjahr herum ihren Tiefpunkt erreicht,
also deckungsgleich in etwa mit dem Zeitraum, in dem sich Kinder abnabeln.

Der Psychoanalytiker C. G. Jung sagte einmal, man könne die zweite Le-
benshälfte nicht nach dem Muster der ersten leben. Unsere Söhne stoßen
daher bei uns auch einen Prozess an, in dem wir im mittleren Alter unsere
Identität neu justieren müssen. Es gilt Aspekte von Unerreichtem und von
Endlichkeit in unser Selbstbild zu integrieren. Ansprüche und Ziele müssen
neu angepasst werden, wobei wir uns beispielsweise eingestehen müssen, dass
wir wohl nicht mehr Vorstand, namhafter Künstler oder Universitätsprofessor
oder ein Ticket für die Teilnahme am Ironman auf Hawaii bekommen werden.

Vorsicht: Alte Heldentaten

Als Vater und Mann besteht in diesem Zusammenhang die Gefahr, gerne von
„alten Heldentaten" zu erzählen und man sollte aufpassen, dass man die
Söhne nicht damit nervt (dies auch, da man viele der Geschichten sehr wahrscheinlich schon etliche Male zuvor zum Besten gegeben hat). Studien belegen zudem, dass Eltern die Beziehung zu ihren erwachsenen Kindern positiver einschätzen als deren Kinder.

Bin ich als nächstes an der Reihe?

Häufig erkranken oder sterben auch die eigenen Eltern und auch dies er-
schüttert das Selbstbild, weil einem die Einsicht kommt, dass man nun zu
der Generation gehört, die als nächstes sterben wird, auch wenn die Statistik einem noch mehrere Jahrzehnte Lebenszeit bis dorthin gewährt. Ich
erinnere mich, dass auch mich nach dem Tod meines Vaters das Gefühl
beschlich, dass nun in der Ahnenreihe niemand mehr „über mir" ist, dass
ich in der Generationsfolge als „nächstes an der Reihe" sein würde. Auch
hatte ich darüber hinaus das Gefühl, nun „alles alleine regeln" zu müssen,
dass mir „keiner mehr helfen" können würde und dies, obwohl ich schon
seit Jahrzehnten „groß" war und dreifacher Familienvater und beruflich und
aufgrund meiner Lebensplanung sicher auf eigenen Beinen stand. Der amerikanische Entwicklungspsychologe Roger Gould hat dieses Gefühl in
Zusammenhang mit dem Tod des Vaters den „Verlust der Illusion der absoluten Sicherheit" genannt.

6.10 Warum fällt der Apfel oft näher vom Stamm als es den Söhnen recht ist?

» Nicht wissen, wen man zum Vater hat,
   ist ein Mittel gegen die Furcht, ihm ähnlich zu sein
   (André Gide)

Erreichen Söhne das mittlere Lebensalter, sehen sie in ihren Vätern oft al-
ternde Ebenbürtige und lernen deren Weisheit und Lebenserfahrung schätzen, nach dem Motto: „Es war doch nicht alles so schlecht, was der Vater mir
vorgelebt hat." Es kommt zu einer Zeit der Anerkennung, in der häufig auch
charakterliche Ähnlichkeiten bemerkt werden, denn der Apfel fällt bekanntlich oft nicht weit vom Stamm (und es sind mitnichten nur Ehemänner, die
ihren Frauen vorwerfen: „Du wirst immer mehr wie deine Mutter."). Es gibt
ein breites Spektrum von Marotten oder Eigenheiten, die man eventuell vom
Vater übernommen hat. Die Übernahme väterlicher Charaktereigenschaften
kann hierbei für das Umfeld positiv sein – etwa wenn es sich um den humorvollen Charakter oder die Verlässlichkeit und Zuverlässigkeit des Vaters handelt. Wenn ein humorloser Charakter des eigenen Vaters durchschlägt oder
die erlebte väterliche Verlässlichkeit und Zuverlässigkeit in eigenes zwanghaf-
tes Kontrollieren und in Inflexibilität umschlagen, wird es für das Umfeld
ungleich schwieriger.

„Wiederbeleben" väterlicher Eigenschaften – zwei Spielarten

Das „Wiederbeleben" väterlicher Charaktereigenschaften oder Marotten wird häufig katalysiert, wenn der Sohn selber zum Vater wird. Es kommt dabei zu einem Rückgriff auf das, was man von seinem Vater über Väterlichkeit auf der eigenen „inneren Festplatte" abgespeichert hat und es schallt häufig das heraus, was der eigene Vater früher in den „Kinder-Wald" hineingerufen hat. „Das Kind ist Vater des Mannes", wie der englische Dichter der Romantik William Wordsworth geschrieben hat.

Hier gibt es zwei Spielarten: Wenn ich das Glück hatte, als Sohn überwiegend positive väterliche Erfahrungen verinnerlichen zu können (einen „hinreichend guten" Vater verinnerlichen zu können, wie die Psychoanalyse es nennt), dann habe ich gute Voraussetzungen, meinem Sohn ebenfalls ein „hinreichend guter" Vater sein zu können. Schwieriger ist es, wenn auf meiner inneren Festplatte „unschöne", gar traumatische Beziehungserfahrungen mit dem Vater abgespeichert sind. Diese Beziehungserfahrungen können im Zuge des selber Zum-Vater-Werdens „hochgebootet" werden und sich mit dem eigenen Sohn wiederholen.

Eine Zehntelsekunde einbauen

Daher ist es für Väter wichtig, ihre eigenen inneren Vorgänge reflektieren und – auch wenn dies selber nur ansatzweise möglich ist – verstehen zu können. Gerade in angespannten, ärgerlichen Momenten – wenn „die Nerven blank liegen" – ist es als Vater wichtig, eine Zehntelsekunde des Nachdenkens einzubauen, kurz auf eine „Metaebene" treten und die aktuelle Szene betrachten und klarer einordnen zu können. In meiner Praxis haben sich wiederholt werdende Väter oder Väter kleiner Söhne vorgestellt, die in ihrer eigenen Kindheit auf laute oder entwertende Väter oder auf Gewalterfahrungen zurückblicken mussten und die Angst hatten, dass sich dies mit ihren eigenen Söhnen wiederholen könne. In der Tat ist es häufig so, dass Gewalt oder „schlechte Vaterschaft" von Generation zu Generation „weitervererbt" wird. Zur menschlichen Seele gehören „innere Festplatten", auf denen die Kindheitserfahrungen abgespeichert werden. Wenn ich einen gewalttätigen, cholerischen oder entwertenden Vater erleben musste, wird mein innerer Ordner mit der Bezeichnung „Was bedeutet es, Vater zu sein?" eben vorwiegend auch nur mit solchen Aspekten von Vater-Sein angefüllt sein und zudem fehlen häufig korrigierende oder „gute" Bilder von Vater-Sein. Hierdurch bleibt nicht nur mein Repertoire an Väterlichkeit begrenzt, sondern meine abgespeicherten Bilder von Väterlichkeit werden schneller „ungefiltert" durchbrechen und dies häufig, obwohl ich mir als Vater eigentlich vorgenommen hatte, dass es „mein Sohn einmal besser haben soll". Schlafdefizit durch nicht durchschlafende Kinder, der „normale" Familienstress oder die Reibungen des Sohnes in der ödipalen Phase und in der Adoleszenz können Kristallisationspunkte sein, warum Vätern hier „die Sicherungen durchbrennen" und warum körperliche Gewalt, lautstarke Verängstigung oder Entwertung ebenfalls aus ihnen herausbricht.

Identifizierung mit dem Aggressor
Vielen Vätern gelingt hier eine Reflexion und ich habe viele weinende Väter mir gegenüber sitzend gesehen, die sich zutiefst geschämt haben für diese „Identifizierung mit dem Aggressor", wie die Psychoanalyse diesen Mechanismus der Seele nennt, in dem man letztlich doch so reagiert, wie man es beim eigenen Vater früher abgelehnt oder gehasst hat. Vielen Vätern gelingt die Zehntelsekunde des Innehaltens, das „Heraustreten" aus der Szene und die Selbstreflexion nicht und so setzt sich die Tradition unglücklicher Vaterschaft häufig fort.

6.11 Die Großväter

» Erst bei den Enkeln ist man dann so weit, dass man die Kinder ungefähr verstehen kann.
(Erich Kästner)

Ich habe auch viele Väter, vor allem junger Söhne, gesehen, die verwundert und verärgert darüber waren, dass ihr eigener Vater, der früher brutal, entwertend oder innerlich abwesend war, nunmehr auf liebevolle Weise mit seinen Enkelsöhnen umgeht („Wenn mein Vater doch nur einmal so zu mir gewesen wäre."). Viele Großväter begreifen ihre Enkelsöhne unbewusst als eine Möglichkeit der „Wiedergutmachung" und des Abtragens von Schuld und können ihren Enkelsöhnen daher engagierte, liebevolle und geduldige (Groß-)Väter sein. „Großväter sind Väter, die vom lieben Gott eine zweite Chance bekommen haben", so lautet ein holländisches Sprichwort.

Die zweite Chance nutzen
Vater-/Eltern-Sein ist von intensivem Affektleben und von „Affekt-Spitzen" begleitet – wie etwa Aufgewühltheit, Ängsten, Ärger, Ohnmacht, Neid, dem

Gefühl, zurückstecken zu müssen und trotz aller Aufopferung undankbar behandelt zu werden, um nur ein paar „Klassiker" zu nennen. Als Großvater liegt hier eine Generation dazwischen, die Affektwelt ist bei weitem nicht so intensiv und auch daher gelingt vielen Großvätern mit häufig selber belasteter Biografie, ein rührender, liebevoller Umgang mit den Enkeln. Dies als Sohn zu erleben, ist in der Regel anrührend, manchmal jedoch auch schmerzhaft.

Größere Spielräume, Geschichtsträchtigkeit, männliche Identifikationsfigur

Großväter haben nicht selten größere Spielräume und sind geduldiger und gelassener als die Väter. Als Enkel kann ich mit dem Opa Dinge tun, die der Vater nicht kann oder nicht mag oder für die die Zeit fehlt. Auch kann Bekanntes (z. B. Regeln) anders gehandhabt werden und der Enkel erfährt unter Umständen Geschichten über seinen eigenen Vater. Großväter können zu einer wichtigen männlichen Identifikationsfigur werden und deren Eingebunden-Sein ist „wichtig, um das männliche Element in einer zunehmend weiblichen familialen und außerhäuslichen Sozialisationswelt zu stärken", so der Sozialpädagoge und Sozialwissenschaftler Eckart Hammer. Viele Enkelsöhne entwickeln so eine eigenständige Beziehung zu ihrem Großvater, die z. B. während der Pubertät „reibungsfreier" und liebevoller bleibt als die Beziehung zum Vater. Daher darf der Opa dem Enkel häufig auch naivere Fragen stellen oder Ratschläge geben und läuft dabei weniger Gefahr, als peinlich oder „nervig" angesehen zu werden.

Niemals zuvor so viel gemeinsame Lebenszeit

Die im Laufe des 20. Jahrhunderts steil angestiegene Lebenserwartung und das Ausbleiben von Kriegen haben bedingt, dass Großväter und Enkel heute – wie nie zuvor in der Menschheitsgeschichte – über eine lange, gemeinsame Lebenszeit verfügen. Drei Viertel der heutigen Großväter erleben die Volljährigkeit ihres ersten Enkelkindes – 1890 dagegen hatten zwei Drittel aller Kinder bei der Geburt bereits keine Großeltern mehr. So können Großväter Geschichtlichkeit vermitteln („Woher komme ich?") und die im zweiten Kapitel erwähnte „Generativität", d. h. den Wunsch des Menschen, sich um künftige Generationen kümmern und Dinge an künftige Generationen weitergeben zu wollen, in die Tat umsetzen. Die Bedeutung der Großväter im familiären Kontext findet heute zunehmend Beachtung. Ähnlich wie in Bezug auf die Väterforschung standen die Großväter hier lange als Randfiguren im Schatten der Großmütter.

Ein milder Großvater sein

Als Großvater gilt es übrigens ebenfalls, in sich ruhen zu können und die Großvaterschaft, den „Opa"-Status „milde" und im Frieden in sein Selbstbild integrieren, diesen als Bereicherung und ein „Alters-Geschenk" begreifen zu können. Es ist ein Unterschied, ob man stolz erzählt „einen Enkel bekommen" zu haben oder ob man das Gefühl hat, „zum Großvater gemacht" worden zu sein. Sie sehen, (Enkel-)Söhne können auch bei ihren Großvätern einen Prozess des Nachdenkens über das eigene Leben anstoßen.

6.12   Mentalisierung und die „Theory of Mind"

Vielen Söhnen gelingt, besonders wenn sie selber Vater geworden sind, eine Versöhnung mit dem eigenen Vater. Aus der psychoanalytischen Theorie und Praxis heraus entwickelten sich die Konzepte der „Theory of Mind" und das Konzept der Mentalisierung. In vielen psychoanalytischen Behandlungen geht es darum, die eigenen Geschichte, das eigene „Geworden-Sein", betrachten und „begreifen" zu können. Dies schließt auch ein, eine Vorstellung (eine „Theory of Mind") darüber entwickeln zu können, warum sich der Vater gegebenenfalls „unschön" verhalten hat.

Sich „eindenken" und „einfühlen" können

Sich in die Geschichte des Anderen eindenken und in diese einfühlen (mentalisieren) zu können, kann in vielerlei Hinsicht hilfreich sein. Ein Beispiel: Der Vater musste durch den frühen Tod des eigenen Vaters weitestgehend vaterlos seinen Lebensweg finden und gleichzeitig aber schon von klein auf für die gefühlskalte Mutter und die kleineren Geschwister Verantwortung übernehmen. In dieser schwierigen Lage durfte er sich nie diesen Anforderungen widersetzen oder dagegen aufbegehren. Die Mentalisierung könnte in diesem Beispiel wie folgt erweitert werden: „Der Vater traf in seiner späteren Ehe dann auf meine Mutter, die durch die frühe Schwangerschaft mit mir keine eigene Ausbildung machen konnte und die ihre Unzufriedenheit darüber subtil an ihm ausließ. Das kannte er, da schon seine eigene Mutter vom Leben enttäuscht war und er ‚übertrug' gleichzeitig sein Verantwortungsgefühl aus Kindertagen auf seine Ehe und auf mich und meine Geschwister und fühlte sich, wie in seinen Kindertagen, ohnmächtig und wütend zugleich. Da der Vater nie gelernt hatte, sich adäquat zu wehren und zu schützen, trank er seinen Ärger stattdessen herunter oder ließ diesen in letztlich hilflosen Prügel-

Arien an mir und meinen Geschwistern aus. Dies kann ich zwar nicht entschuldigen, es hilft mir aber, die Hintergründe zu verstehen, damit ich nicht mein Leben lang in lähmender Verbitterung und im Vorwurf verharre."

Versöhnliche und unversöhnliche Geschichten

In vielen Fällen gelingt durch ein „Begreifen" der väterlichen Geschichte eine spätere Versöhnung, im Idealfall können sich Vater und Sohn im fortgeschrittenen Alter darüber austauschen. Der Dichter Matthias Claudius schrieb 1799 an seinen Sohn: „Es ist leicht zu verachten, Sohn, aber verstehen ist viel besser." In vielen Fällen bleiben Vater-Sohn-Geschichten jedoch unversöhnlich und es gibt leider auch viele Väter, die „unverbesserlich" sind und die sich an ihren Söhnen schuldig gemacht haben.

6.13 Der alternde Vater und der älter werdende Sohn – „Wie du mir, so ich dir."

» Es ist ein frommer Wunsch aller Väter, das was ihnen selbst abgegangen
an den Söhnen realisiert zu sehen, so ungefähr als wenn man zum zweitenmal
lebte und die Erfahrungen des ersten Lebenslaufes nun erst recht nutzen wollte.
(J. W. v. Goethe, aus „Dichtung und Wahrheit")

Ist der Vater zu einem alten Mann geworden, braucht dieser möglicherweise die Unterstützung des Sohnes. Gebrechlichkeit, Krankheit oder ein absehbares Ende des Vaters bringen Vater und Sohn häufig nochmals anders zueinander, mit neuen Gefühlswelten. Oftmals entsteht bei beiden der Wunsch, die verbleibende Zeit gewinnbringend und in einem engen Austausch zu verbringen.

Altern will gelernt sein

Als Vater ist es in dieser Phase wichtig, dem Sohn auch ein Modell für das Älterwerden, Gebrechlichkeit und den Tod sein zu können. Es ist wichtig, Frieden mit dem Älterwerden schließen zu können, der verloren gegangenen Jugend und eventuell „Ungelebtem" nicht übermäßig „nachzujammern" und am Ende des Lebenswegs unter dem Strich eine positive Bilanz ziehen zu können. Es geht hierbei auch um Akzeptanz, denn wir leben in einer Zeit des Jugendlichkeits-Wahns und der „Machbarkeit" von „ewiger Jugend", wie es uns die Medizin, allen voran die plastisch-ästhetische Chirurgie und die Kosmetik-Industrie suggerieren. „Das Altern ist in unserer Kultur unliebsam geworden", schreibt der Psychoanalytiker Lothar Schon, das Altern würde „tendenziell entwertet und gefürchtet". Väter dienen ihren Söhnen somit auch als Modell fürs Älterwerden und den Umgang mit Krankheit und Tod. Es ist wichtig, als Vater und älterer Mann einen friedlichen Umgang mit dem Altern zu finden, was mit einschließt, die Söhne und Enkel nicht um deren Jugend, Gesundheit und Vitalität zu beneiden. Es gibt viele ältere Väter, die solche Aspekte nicht in ihr Selbstbild integrieren können, die entweder das Bild vom „ewigen Helden" bis zur Lächerlichkeit aufrechterhalten wollen oder die sich verbittert in einen Rückzug und in die Isolation flüchten, wie verletzte oder altersschwache Raubtiere, die sich aus Angst und Scham einsam zum Sterben zurückziehen.

Risikogruppe alleinstehemde Männer

Wenn Sie sich die Statistiken über Selbstmorde anschauen, so sind alleinstehende Männer in höherem Alter, zumeist mit einem Gebrechen oder einer Erkrankung, die Population mit der höchsten Selbstmordrate. Aufgrund der Demografie, nach der Frauen in der Bundesrepublik derzeit eine um sieben Jahre höhere Lebenserfahrung haben als Männer, sind viele Männer – wenn sie alt werden – vorwiegend von Frauen umgeben. Statt sich in neidischen oder beschämten Rückzug zu flüchten, kann der Sohn, der über die Jahre zum Freund oder Vertrauten geworden ist, dem Vater ein wohltuendes Gefühl von Zugehörigkeit vermitteln. Auch der liebevolle Kontakt zu einem Enkelsohn kann helfen, Einsamkeit und Verzweiflung abzuwehren und von „mehr Männlichkeit" umgeben zu sein.

Von nichts kommt nichts

Es gilt hierbei als Vater jedoch rechtzeitig auf das „Sohn-Konto" einzuzahlen und einer meiner Lieblingssätze für Patienten ist: „Man ist ein gutes Stück selbst dafür verantwortlich, wie man im Alter behandelt werden möchte." Natürlich gibt es Lebensumstände, die ein gutes Gelingen von Vaterschaft und das Etablieren einer guten Vater-Sohn-Beziehung verhindern. Ich kann mich als Vater jedoch nicht auf dem vierten Gebot – „Du sollst Vater und Mutter ehren" – ausruhen und in Wut darüber geraten, wenn mein Sohn mir im Alter eine Bilanz vorlegt und nicht bereit ist, mir im Alter freundschaftliche und liebevolle Unterstützung zu geben und Gesellschaft zu leisten.

Wenn ich beispielsweise einen Vater hatte, der mir als Kind wenig zur Verfügung stand, der seinen Fokus vielleicht auf andere Dinge ausgerichtet hatte, so werde ich als Sohn, um die Vierzig, mit eigener Familie und gleichzeitig an der beruflichen Karriere arbeitend, mir zwei Mal überlegen, wie viel Zeit ich meinem „armen" Vater widmen werde, nur weil das vierte Gebot es mir vorschreibt. Der Literaturwissenschaftler Peter von Matt hat ein schönes Buch mit dem Titel *Verkommene Söhne, missratene Töchter* verfasst, in dem er, angefangen bei alttestamentarischen Schriften bis in die Literatur der Neuzeit, darstellt, wie Eltern es – häufig unter Verdrehung von Tatsachen und mittels Geschichtsfälschung – tendenziell immer verstanden haben, ihre Kinder als undankbar und missraten darzustellen.

Unverfrorene Väter

Ich habe in meiner Praxis unzählige Patienten gehabt, deren Väter sich nie um ihre Kinder gekümmert haben, sei es, dass sie die Familien früh verlassen haben, sich mit allen Mitteln vor der Unterhaltspflicht zu drücken wussten, nie den Kontakt zu ihrem Kind gesucht oder spätere Kontaktaufnahmen seitens der Kinder abgelehnt haben. Es gibt hierunter Väter, die, wenn sie im Alter verarmt und/oder pflegebedürftig geworden sind, die Unverfrorenheit hatten, zu diesem Zeitpunkt entweder direkt oder auf dem Umweg über das Sozialamt erstmals wieder Kontakt zu ihren Kindern aufzunehmen und diese um Hilfe und finanzielle Unterstützung zu bitten. Es ist noch nicht allzu viele Jahre her, dass der Gesetzgeber hier glücklicherweise eine Härtefall-Regelung eingebaut hat, die Kinder in derartigen Fällen solchen Vätern gegenüber von der Unterhaltspflicht enthebt. Umgekehrt gibt es natürlich auch „undankbare Kinder" und häufig kann man auch erst im Nachhinein und im Rahmen eigener Elternschaft ermessen, was der Vater doch an Beitrag „geleistet" hat oder dass er im Rahmen seiner Möglichkeiten „hinreichend gut" gewesen ist. „Ein Vater allein fühlt den Respekt, den man einem Vater schuldig ist", wie Johann Wolfgang von Goethe sagt.

Den Acker früh bestellen

Wenn man als Vater das erste Mal seinen Sohn als Säugling auf dem Arm hält, kann man sich nicht vorstellen, wie es sein wird, wenn dieser laufen und sprechen können wird, in die Schule gehen, den Führerschein machen und später selber einmal ein eigenes Kind im Arm haben wird. In dieser „fruchtbaren" und nach vorne ausgerichteten Lebensphase wird man sich aber erst recht nicht vorstellen können, dass einem ein gutes Verhältnis zu seinem Sohn, dessen Nähe und Unterstützung einmal hilfreich und eine Beruhigung sein können. Als Vater und als Psychotherapeut möchte ich alle Väter dazu anregen, den Acker hierfür früh zu bestellen, damit eine gute, langlebige Saat aufgehen kann und damit Vater und Sohn, wie der amerikanische Psychoanalytiker Michael Diamond schreibt „einander in den großen Übergangsphasen ihres Leben" (eben auch am Ende eines Vaterlebens) „beistehen können, wie niemand sonst und dadurch" (auch) „zu einem tiefen, dauerhaften Verständnis dessen zu gelangen, was es heißt, zum Mann zu werden".

6.14 Tod des Vaters

» I wasn't there that morning
When my Father passed away
I didn't get to tell him
All the things I had to say
I think I caught his spirit
Later that same year
I'm sure I heard his echo
In my baby's new born tears
I just wish I could have told him in the living years.
(Mike and the Mechanics, aus dem Lied „The living Years")

Tröstliche Fantasien
Die Vater-Sohn-Beziehung endet nicht mit dem Tod des Vaters. Im Idealfall existiert die Vorstellung wie in der Szene aus „König der Löwen" (eventuell ebenfalls mit einem eigenen Sohn an der Hand), in der mit jedem Blick in den Sternenhimmel die tröstliche Fantasie verbunden ist, dass dort oben die (Vor-)Väter weilen und in einem weiterleben.

Viele Samstage meiner Kinder- und Jugendtage bestanden aus gemeinsamen Angel-Ausflügen mit meinem Vater. Hierbei hieß es: Um 6 Uhr aufstehen, um um 7 Uhr am Wasser zu sein – der Ruhe und dem langsamen Erwachen der Natur wegen und weil die Fische dann besser beißen. Um 10 Uhr holte mein Vater aus dem, als Angel-Rucksack umfunktionierten Wehrmachts-Rucksack seines Vaters, den obligatorischen halben Kringel Fleischwurst hervor und schnitt mit seinem Taschenmesser (für den Kindergeschmack immer zu dicke) Scheiben Graubrot und zum Abschluss gab es zwei Rippen „Ritter Sport", dazu kalten schwarzen Tee, am Vorabend gekocht. Mit zunehmender Pubertät hat es mich natürlich genervt, samstags um 6 Uhr früh aufstehen zu müssen. Ich habe dies meinem Vater zuliebe jedoch noch lange getan, weil ich spürte, dass ihm diese Ausflüge sehr wichtig waren. Erst Jahre später, als ich selber Vater geworden war, konnte ich dies einordnen: Sein eigener Vater befand sich in seinen Kindheits- und Jugendjahren im Krieg und war lange in Kriegsgefangenschaft. Alte Männer, die zu alt waren für den Krieg, haben ihm das Angeln beigebracht und eine solche Vater-Sohn-Nähe, wie er sie mit mir erleben konnte, ist ihm selber verwehrt geblieben. Unsere frühmorgendlichen Angel-Ausflüge waren für ihn eine „Wiedergutmachung an der eigenen Biografie", wobei sein Sohn es „einmal besser haben sollte". Ich selber war seit vielen, vielen Jahren nicht mehr angeln – zugegeben das letzte Mal gemeinsam mit meinem Vater und meinem Sohn. Ich muss diesbezüglich aber auch nichts an meiner Biografie „heilen" und mein Sohn hätte mich – bei aller Liebe zu seinem Vater – wahrscheinlich auch völlig ungläubig angeschaut, wenn ich ihn samstags morgens um 6 Uhr für solche Aktivitäten geweckt hätte. Wie bereits erwähnt, gehe ich aber seit vielen Jahren gerne mit meinem Sohn ins Fußballstadion – das findet auch samstags statt, allerdings zu einer weitaus zivileren Zeit, nämlich um 15:30 Uhr. Wahrscheinlich tue ich dies auch, weil mein Vater, aus erwähntem Grund, früher nie mit mir in ein Fußballstadion gegangen ist. Ich liebe es, mit meiner Familie auf Reisen in der Natur Picknick zu machen, bevorzugt an einem Gewässer und ich habe in meinem Reisegepäck immer das alte Angel-Messer meines Vaters dabei, mit dem ich Wurst, Käse und Brot schneide und für den Abschluss habe ich immer eine Schokolade dabei. Ich habe meinem Sohn zum 16. Geburtstag ein Messer der Marke des alten Messers meines Vaters geschenkt.

Eine der großen Lieben meines Vaters war sein Garten und die Gartenarbeit. Mit 16 Jahren habe ich es gehasst, bei der Gartenarbeit mithelfen zu müssen, zumal ich mir häufig den elterlichen „Klassiker" anhören musste, dass **alle** (!) anderen Kinder ihren Vätern im Garten helfen. Mein Garten und die Gartenarbeit gehören heute auch zu meinen großen Lieben. Der Geruch frischer Erde an meinen Händen und das Erblicken der unerschöpflichen Wunder und der Schönheit der Natur sind mir heute (wie meinem Vater damals auch) Ausgleich und Kontrast zu meiner Arbeit.

Mein Sohn war, wie ich seinerzeit, chronisch genervt, wenn ich ihn gebeten hatte, mir bei der Gartenarbeit zu helfen und es gelang mir zumeist nur, ihn zur Mithilfe zu bewegen, wenn ich ihm im Anschluss kleinere Geldbeträge in Aussicht stellte, die er dann in der Regel unmittelbar in Panini-Fußballsticker umsetzte. Für Pflanzen hat er sich nie interessiert. Lediglich in der ödipalen Phase entwickelte er ein unerklärliches Interesse an fleischfressenden Pflanzen und wir kauften zusammen im Baumarkt ein kleines Sortiment fleischfressender Pflanzen – ich dachte mir, lieber sollen ein paar arme Fliegen ihr Leben lassen, als dass er mir nach dem Leben trachtet. (Die Psychoanalyse bezeichnet das neu aufgekommene Interesse meines Sohnes an fleischfressenden Pflanzen übrigens als „Verschiebung".).

Dies sind sicherlich schöne, zum Schmunzeln einladende Beispiele, wie der Vater auch nach dessen Tod in einem „weiterleben" kann und je älter man/ Mann wird, desto mehr wird man/Mann vielleicht Marotten entwickeln oder väterliche Leidenschaften entdecken, die man/Mann einstmals an seinem Vater „bescheuert" fand.

Sigmund Freuds hilfreiches Modell der „Trauerarbeit"
In seinem Werk *Trauer und Melancholie* schreibt Sigmund Freud 1915, dass das „Hervorholen", das unbewusste „Wiederbeleben" väterlicher „Verinnerlichungen" (oder „Internalisierungen", wie die Psychoanalyse es nennt) etwas Tröstliches haben kann. Im Rahmen der „Trauerarbeit" hilft dieser Mechanismus, den Verlust des Vaters so in der Fantasie zumindest partiell rückgängig machen und die Trauer abmildern zu können. Freud schreibt – und heute noch klinisch beobachtbar – dass dieser Mechanismus nur hilfreich ist, wenn man mit dem Vater bei dessen Tod „im Reinen" gewesen ist. Tod, Abschied und Trauer können jedoch kompliziert werden, wenn die Beziehung zum Vater belastet und vor allem ambivalent war, d. h. wenn zum Todeszeitpunkt Unausgesprochenes, Ungeklärtes, „Virulentes" bestand und wenn sich in die aktuelle Trauer alte Wut und Enttäuschung einmischt. Viele Söhne und Väter mit einer belasteten und von Verletzungen geprägten Vorgeschichte können im Angesicht des Todes noch Frieden miteinander schließen.

Versöhnung mit dem Gewesenen – das Herz darf sich nicht „draus Totbluten"
Ich habe in meiner Praxis viele Begegnungen mit Vätern gehabt, die sich im Angesicht des Todes in einer späten Wandlung für ihr Versagen und eine „Täterschaft" als Vater reuevoll gezeigt und zutiefst geschämt haben. In gleichem Maße habe ich jedoch Geschichten über Väter gehört, die Hass, Entwertungen und Verletzungen ihren Söhnen gegenüber unbeirrt bis in den Tod „durchgezogen" haben und es ist erschreckend, wie diese väterliche „Haltung" sogar über den Tod hinaus ihren Niederschlag in testamentarischen Regelungen finden kann. Vielen Söhnen gelingt am Totenbett des Vaters eine Aussöhnung mit diesem. In vielen Fällen ist dies jedoch nicht möglich und am Ende vieler Psychotherapien steht daher, dass man sich nicht mehr an den väterlichen Verwundungen „totarbeitet" und dass man sich versöhnen kann „mit dem, wie es gewesen ist". Gottfried Benn hat dies in einem Gedicht in Worte gefasst:

» Ich trage dich wie eine Wunde
  auf meiner Stirn, die sich nicht schließt.
  Sie schmerzt nicht immer. Und es fließt
  das Herz sich nicht draus tot.
  Nur manchmal plötzlich bin ich blind und spüre
  Blut im Munde.

7

Fallstricke der Vater-Sohn-Beziehung: Saturn, Brutus, Steve Jobs, Kirk Douglas, Michel aus Lönneberga und der Erlkönig

» (Es zeigt sich,) eine wie starke Macht der Konflikt
zwischen Vätern und Söhnen ist, dieser Haß,
diese in Haß umgeschlagene Liebe.
Bei lebhaften und begabten Naturen bleibt dieser Konflikt selten aus,
die Weltgeschichte ist voll von Beispielen.
(Herrmann Hesse, aus „Das Glasperlenspiel")

Mit Sicherheit bin ich nicht der einzige Vater, der sagt, dass die Beziehung zu einem Sohn die schwierigere ist. Die Beziehung und die Liebe zu den Töchtern ist häufig „unkompliziert" und bedingungslos, da man sich dort als Vater – wenn man nicht alles völlig verkehrt macht – häufig bedingungslos geliebt fühlen kann („Papa, mein Papa!") und aber auch lieben kann. Reibung und ambivalente Gefühlswelten gehören dagegen „physiologisch" zur Vater-Sohn-Beziehung, stellen beide Beteiligten vor Herausforderungen und können entwicklungsfördernd sein. Väter können ihre Söhne aber auch unglücklich beeinflussen, bis hin zu späterem, behandlungsbedürftigem, seelischen Leiden und die Vaterliebe zum Sohn kann in unterschiedlichem Maße eingeschränkt sein. Warum aber?

Gibt es eingeschränkte Vaterliebe?
Wie schon an früherer Stelle betont, konkurrieren auch die Väter mit ihren Söhnen. Väter haben unter Umständen Angst vor diesen und hegen häufig – bewusst oder unbewusst – massive Neid- und Rachegefühle gegen die Söhne. Wie so oft findet sich hierzu in der griechischen Mythologie ein „Brühwürfel", ein Konzentrat solcher väterlicher Gefühle den Söhnen gegenüber.

© Springer-Verlag GmbH Deutschland, ein Teil von Springer Nature 2020
A. Cherdron, *Väter und ihre Söhne*, https://doi.org/10.1007/978-3-662-60363-5_7

Chronos/Saturn und der Wolf und die sieben Geißlein

Betrachten wir daher den Vater von Zeus, der in Griechenland Kronos und in Rom Saturn hieß. Saturn verschlingt alle seine Kinder (fünf an der Zahl) unmittelbar nach der Geburt, da er befürchtet, diese könnten ihn eines Tages entmachten. Das Spannende ist, dass er selber seinen eigenen Vater, Uranus, einstmals entmachtet hatte – um genau zu sein: Er schnitt ihm mit einer Sichel die Hoden ab, warf sie ins Meer und stellte seinen Vater hiernach auch götterpolitisch aufs Abstellgleis. Nach dem fünften verschlungenen Säugling dachte sich Kronos' Frau, dass dies nicht mehr so weitergehen könne und brachte ihr sechstes Kind Zeus daher heimlich auf der Insel Kreta zur Welt, um ihn vor dem Zugriff des Vaters zu schützen. Dem Kindsvater überreichte sie lediglich einen in Stoff gewickelten Stein, den er umgehend verschlang. Dieser Stein, diese List, lag ihm jedoch sehr schwer im Magen, weshalb er nach einem Brechmittel rief. Die Geschichtsschreiber sind sich uneinig, ob daraufhin seine Ehefrau oder sein eigener Sohn ihm das gewünschte Brechmittel überreichten. Auf jeden Fall erbrach er hiernach den Stein wieder aus seinem Magen und auch die fünf zuvor verschlungenen Kinder kamen wieder zutage. Den Stein, den sein Vater an seiner statt verschlang, ließ Zeus später in Delphi aufstellen.

Das Märchen „Der Wolf und die sieben Geißlein" der Gebrüder Grimm hat offensichtliche Parallelen zum Mythos um Saturn, indem es darin den kinderverschlingenden (Wolfs-)Vater gibt und indem das Jüngste diesem ebenfalls entkommen kann. Die Mutter der sieben Geißlein erscheint mutiger und chirurgisch erfahren, da sie bekanntermaßen dem schlafenden Wolf mit einer Schere den Bauch öffnet, sodass die noch lebenden Geißlein ebenfalls wieder zutage treten. Danach sammeln die Kinder auf Geheiß der Mutter Steine, die diese dem Wolf in den Bauch einnäht. Aus der Narkose aufgewacht, hat der Wolf Durst, geht zum Trinken an den Brunnen und wird durch die Last der Steine hineingezogen und ertrinkt.

Brutus, seine Liktoren und die toten Söhne

Lassen Sie uns nun noch einen kleinen kunsthistorischen Ausflug in den Louvre machen. Dort hängt das großformatige Gemälde „Die Liktoren bringen Brutus seine toten Söhne", gemalt von Jaques-Louis David im Jahre 1789, also im Jahr der Französischen Revolution. Das Bild zeigt einen Vater – Brutus, den ersten Konsul von Rom und Begründer der römischen Republik – grimmig drein schauend im Halbdunkel sitzend. Im Hintergrund trägt seine Leibgarde, die Liktoren, auf Bahren die Leichen seiner Söhne herein. Diese hatte er wegen ihres Ungehorsams töten lassen, hatte ihre Hinrichtung selber angeordnet, als er erfuhr, dass diese gegen ihn konspirierten. Der dritte, zentrale Bereich des Bildes, zeigt in hellem Licht die trauernde, entsetzte und anklagende Mutter, zwei verängstigte Töchter und ein völlig verstörtes Hausmädchen.

Was treibt Väter unbewusst dazu?
Was treibt Väter unbewusst dazu, solche Vernichtungs- und Todeswünsche gegen ihre Söhne zu hegen?

Nun, zum einen könnte es die Angst und/oder die Wut sein, die daraus resultiert, dass man den Verlust seines Platzes und Stellenwertes als wichtigste Person im Leben der Frau/Partnerin befürchtet. Viele Väter fühlen sich nach der Geburt eines Kindes „abgeschrieben" und in der Tat liegt der Fokus der Kindsmütter zunächst auf dem Kind: Dieses wird gestillt, gepflegt und der Versorgung des Säuglings und Kleinkinds wird „instinkthaft" alles andere untergeordnet. Auch ist es zumeist so, dass es einer gewissen Zeit bedarf, bis die Sexualität in der Partnerschaft wieder „anspringt". Aus dem Gefühl, abgeschrieben zu sein oder nur noch „die zweite Geige" zu spielen, flüchten sich viele Väter in die Arbeit oder in eine außereheliche Beziehung oder sind latent „stinkig" und schlecht gelaunt. Dies alles resultiert aus unbewusst gehegten Neid- und Wutgefühlen gegen den Sohn und die Kindsmutter. Häufig findet sich in den Biografien solcher Väter eigene Mangelerfahrung in der Kindheit, sei es, dass die Mutter durch Krankheit oder andere Umstände nicht verlässlich zur Verfügung stand oder dass dem Kind eine ambivalente Haltung der Mutter spürbar war („Eigentlich warst du nicht geplant, als du dann aber da warst, haben wir uns ja doch gefreut."). Auch kann sein, dass die Eltern – warum auch immer – ein jüngeres Geschwisterkind bevorzugten oder dass in kurzem Abstand zu einem selber auf die Welt gekommene, kleinere Geschwisterchen Grund für das „Reaktualisieren" (so nennt es die Psychoanalyse) früher Gefühle von Mangel, Zurücksetzung und Unwichtigkeit sind. Der Vater „überträgt" hierbei seine eigene, frühere Geschichte auf die aktuelle Situation, indem er neidisch und wütend auf seinen Sohn und wütend auf die – in seiner Übertragung – versagende und ihn mangelversorgende Partnerin wird. (Sein Unbewusstes sieht also in seiner Partnerin die eigene, frühere Mutter.) Daher kann es dazu kommen, dass Väter sich aus solch einem Motiv nicht nur an ihren Söhnen rächen, sondern sich auch – wie auf dem Bild von David schön dargestellt – an der Ehefrau, der Kindsmutter und letztlich an „allem Weiblichen".

Ein Beispiel: Steve Jobs
Steve Jobs wurde, da weder die Eltern seiner leiblichen Mutter, noch die Eltern seines leiblichen Vaters einer Ehe zugestimmt hätten und da diese sich noch im Studium befanden, als Sozialwaise zur Adoption freigegeben. Die

unverheirateten Eltern hatten die Schwangerschaft geheim gehalten. Ein erstes Ehepaar lehnte die geplante Adoption kurz nach Jobs' Geburt ab, weil es sich eine Tochter gewünscht hatte, kurze Zeit später wurde er jedoch von seinen Adoptiveltern adoptiert und erhielt deren Familiennamen. Von seinen biologischen Eltern, wie auch von einer leiblichen Schwester, erfuhr er erst knapp 20 Jahre später.

1978 kam aus seiner damaligen Beziehung eine Tochter, Lisa mit Namen, unehelich zur Welt. Jobs stritt die Vaterschaft ab, entwarf komplexe Algorithmen, um belegen zu können, dass zwei positive Vaterschaftstests nicht notwendigerweise beweisend sein müssen und zahlte über viele Jahre keinen Unterhalt für seine Tochter und dies, obwohl er zu diesem Zeitpunkt bereits Multimillionär war. Es entbrannte ein erbitterter juristischer Krieg, in dessen Folge Jobs zunächst lediglich 500 Dollar Unterhalt im Monat zahlte und dies, obwohl die Kindsmutter und seine Tochter in schwierigen finanziellen Verhältnissen lebten. Das Bizarre ist, dass er einen der ersten Apple-Computer nach seiner Tochter benannte, die Vaterschaft aber hartnäckig abstritt.

„Mein Kind soll es mal nicht besser haben"

Psychoanalytisch gedeutet, könnte man sagen, dass Steve Jobs unter der lebenslangen Wunde litt, von seinen leiblichen Eltern aus gesellschaftlichen Gründen weggegeben und verleugnet worden zu sein. Durch die hartnäckige, doch wenig nachvollziehbaren Leugnung und Ablehnung seiner ersten eigenen Tochter, die – seinem eigenen Schicksal gleich – ebenfalls unehelich während des Studiums zur Welt kommt, rächt er seine eigene Biografie, im Sinne: „Meine Tochter soll es einmal nicht besser haben als ich." Die Psychoanalyse nennt diesen Mechanismus des „Mein Kind soll es einmal nicht besser haben" die „Identifizierung mit dem Aggressor". Hinter diesem, etwas merkwürdigen klingenden Begriff, versteckt sich ein Drang der Seele, den „Spieß einmal umdrehen" zu wollen und die „Wendung vom Passiven ins Aktive" vollziehen zu können, d. h. wo man nicht mehr das ohnmächtige, dem Schicksal und den Eltern ausgelieferte Kind ist und nunmehr als Erwachsener „am Drücker sitzt", identifiziert man sich mit der Ablehnung und dem Verstoßen der eigenen Eltern. Der unausgesprochene Neid und die unausgesprochene Wut, die aus seinem Verhalten abgeleitet werden können, scheinen einen sehr „frühen", „basalen" Ursprung zu haben, indem zentrale Themen um die Frage des Versorgt-Werdens, des Gehalten-Werdens und generell um das Willkommen-Sein auf dieser Welt kreisen. Sigmund Freud hätte hier die Diagnose einer „oralen Störung" vergeben, was heute so etwas komisch klingt und weshalb die Psychoanalyse daher heute von einer „frühen Störung" spricht, in der es um Fragen des „Urvertrauens", des Willkommen- und Umsorgt-Seins in der Welt geht.

Manche väterliche Einsicht kommt zu spät

Steve Jobs hat später Kontakt zu seiner leiblichen Mutter und zu seiner Schwester aufgebaut, seinen leiblichen Vater erwähnte er nie in der Öffentlichkeit. Beide hatten keinen Kontakt. In der *New York Post* sagte Jobs' Vater, die Mutter habe das Baby zur Adoption freigegeben, um keine Schande über ihre Familie zu bringen, er selber hätte das Kind behalten wollen, habe aber ihren Wunsch respektiert. Dass er der Vater des berühmten Steve Jobs war, will er sogar erst 2005 erfahren haben. Erst als er von der todbringenden Diagnose seines Sohnes erfuhr, habe er diesen per Email kontaktiert, um sich nach dessen Gesundheitszustand zu erkundigen. Es gibt widersprüchliche Aussagen, ob sein Sohn ihm geantwortet hat. Ein Vertrauter der Jobs-Familie dementiert die Aussage des Vaters, dass es je eine Antwort gegeben habe. In einem Zeitungsinterview äußerte der Vater: „Ich hoffe, dass er auf mich zukommt, bevor es zu spät ist. Auch nur einen Kaffee mit ihm zu trinken, würde mich sehr glücklich machen." Manche väterlichen Einsichten kommen zu spät.

„Es darf keinen Gott neben mir geben"

Bei Kronos/Saturn ist die „unbewusste Psychodynamik" (damit bezeichnet die Psychoanalyse das, was unbewusst im Seelenleben eines Menschen vorgeht) vielleicht etwas anders gelagert: Saturn befürchtet, später einmal von seinen heranwachsenden oder erwachsenen Söhnen entmachtet oder lächerlich gemacht zu werden, wie er es selber nebenbei ja mit seinem eigenen Vater getan hat. Er hat daher eine latent feindselige Haltung seinen männlichen Nachkommen gegenüber, kann diese sich nicht entwickeln lassen und frisst diese daher in einem „Präventivschlag" oder „kontraphobisch" (wie die Psychoanalyse es nennen würde) auf. Im Mythos von Saturn steckt die häufige Angst vieler Väter, von den Söhnen eines Tages „an die Wand gespielt zu werden" und der Neid auf deren Vitalität, Kraft und Erfolg vor dem Hintergrund des Nachlassens der eigenen Kraft. Häufig existiert auch ein väterlicher Neid auf die Entwicklungsmöglichkeiten der Söhne, die einem selber nicht vergönnt waren oder die man selber nicht genutzt hat. In meiner Praxis habe ich so vielen Patienten die Augen für Neidgefühle ihrer Väter öffnen müssen und dafür, dass eben nicht immer nur der Satz gilt: „Mein Sohn soll es einmal besser haben als ich".

Ein weiteres Beispiel: Kirk Douglas

Lassen Sie uns die gemeinsame Geschichte des US-amerikanischen Schauspielers Michael Douglas und seines Vaters Kirk Douglas, ebenfalls Schauspieler, näher betrachten: Kirk Douglas wuchs in einem New Yorker Armenviertel auf und musste sich das Geld für Schule und Universität sehr hart verdienen, so etwa als Ringkämpfer. Ein Stipendium ermöglichte ihm eine schauspielerische Ausbildung und führte ihn zunächst an den Broadway, bevor dann seine große Hollywood-Karriere begann, in der er in Filmen wie „Spartacus", „Die Wikinger" oder „Die Fahrten des Odysseus" in den Titelrollen zumeist als „harter Hund" zu sehen war. Auch sonst war er ein „ganzer Mann", da er in zwei Ehen insgesamt vier Söhne zeugte. 1991 überlebte er einen Hubschrauber-Absturz, bei dem zwei Menschen starben und auch ein Schlaganfall, den er 1995 im Alter von 79 Jahren erlitt, hielt ihn nicht davon ab, in noch vier weiteren Hollywood-Filmen die Hauptrolle zu spielen. Am 09. Dezember 2016 feierte er im Vollbesitz seiner geistigen Kräfte gar seinen 100. Geburtstag.

Trotz seines Mitwirkens bei ungezählten Filmen – sei es als Hauptdarsteller, Produzent oder Regisseur – und zahlreicher erhaltener Auszeichnungen, wurde ihm erst 1996 im Alter von 80 Jahren sein einziger Oskar verliehen. Er wurde mit dem Ehren-Oskar für sein Lebenswerk ausgezeichnet – mehrfach nominiert war er während seiner aktiven Jahre als Schauspieler und Produzent bei den Oskar-Verleihungen immer leer ausgegangen.

Einer flog über das Kuckucksnest

Kirk Douglas erwarb zu Beginn der 1960er-Jahre die Filmrechte für den, von Ken Kesey verfassten Roman „Einer flog über das Kuckucksnest", nachdem er in der Theaterfassung am New Yorker Broadway die männliche Hauptrolle des rebellischen Randle Patrick McMurphy gespielt hatte. Er hatte den Plan, das Drehbuch zu verfilmen und die Hauptrolle dann auch im Film zu spielen. Es gelang ihm jedoch nicht, ein Filmstudio für die Verfilmung des Romans zu begeistern. Nachdem er dieses Projekt aufgegeben hatte, kommt nun sein ältester Sohn Michael Douglas ins Spiel: Er fand Geldgeber und produzierte den Film, der 1975 in die Kinos kam. Es ist mehr als wahrscheinlich, dass sich Michael Douglas um die Realisierung des väterlichen Projektes bemüht hat, um die Anerkennung seines Vaters zu erlangen, denn zeitlebens bestand ein schwieriges Verhältnis zwischen Vater Kirk Douglas und seinen vier Söhnen. Der ersehnte Plan von Michael Douglas ging jedoch nicht vollständig auf, da die Geldgeber des Films die männliche Hauptrolle mit dem damals jungen Jack Nicholson besetzen wollten, weil Vater Kirk diesen als zu alt für die Rolle erschien.

Das war zu viel für den alten „Haudegen"

Der Film gewann fünf Oskars und zwar in den fünf wichtigsten Kategorien, was bis zum heutigen Tag nur einem Film zuvor und einem weiteren Film danach gelang. Michael Douglas erhielt, als Produzent des Films, damals 32-jährig, seinen ersten Oskar. Diese Tatsachen waren wohl zu viel für Vater

Kirk, den unsterblichen „Haudegen", denn er blieb ausgerechnet dieser Oskar-Verleihung fern. Für den Vater war es wohl nicht aushaltbar, dass sein Sohn etwas erreicht hatte, das ihm zuvor selber nicht gelang (die Verfilmung des Drehbuches). Auch scheint der Vater, der erst mit 80 Jahren einen Ehren-Oscar erhalten sollte, von Neid darüber zerfressen gewesen zu sein, dass seinem Sohn diese Ehre schon im Alter von 32 Jahren zu Teil wurde. Und dann noch die Kränkung, dass er, dem selbst Hubschrauberabstürze und ein Schlaganfall nichts anhaben konnten, der seinen 100. Geburtstag erleben sollte, den Geldgebern zu alt erschien! Hätte er doch mal besser seine vier Söhne nach der Geburt verschlungen (und Jack Nicholson noch dazu) oder hätte er seine Liktoren losgeschickt, dann wäre ihm das alles nicht passiert.

Nach jahrzehntelanger Funkstille mit seinem Vater produzierte Michael Douglas übrigens 2003, als sein Vater schon 87 Jahre alt war, einen Film mit dem Titel „Es bleibt in der Familie", dessen Handlung um eine Großvater-Vater-Sohn-Beziehung kreist und in dem neben ihm sowohl sein Vater Kirk wie auch sein Sohn Cameron vor der Kamera stehen. Ich glaube, Michael Douglas und seine Brüder haben sich ein Leben lang an ihrem Vater „abgearbeitet".

Es sind die Väter, die die Söhne in den Krieg schicken

In den endlosen Abhandlungen über den Ödipus-Komplex werden zumeist die „Taten" der Söhne herausgestellt. Als Psychotherapeut halte ich es immer für wichtig, auch die väterliche Rolle im Rahmen des ödipalen Spannungsfeldes mit zu bedenken, da in jedem Vater auch ein bisschen Brutus und ein bisschen Saturn steckt.

In meiner psychotherapeutischen Ausbildung habe ich einmal eine psychoanalytische Theorie zum Krieg gehört, die mir damals sehr abstrus erschien: Der Kerngedanke war, dass Kriege von zumeist älteren Generälen angezettelt werden, um die Jugend auf das Schlachtfeld schicken zu können und damit diese auf dem Schlachtfeld ihren Tod fänden, dies alles aus einem tiefsitzenden Neid über deren Möglichkeiten und deren Kraft und Jugendlichkeit – wir haben diese Aspekte eben betrachtet. In dieser Kriegstheorie findet sich auch das väterlich-ödipale Rivalisieren um die Kindsmutter wieder, indem es darüber hinaus auch meistens heißt: „Und die Mütter weinten an den Gräbern" (Joan Baez: „Where have all the flowers gone?"). So kann in dieses Kriegsmodell auch noch die Rache, eine Bestrafung der Mütter, mit eingebaut werden und auch auf dem erwähnten Bild aus dem Louvre von Brutus und seinen toten Söhnen, ist die Verzweiflung und die Wut der Mütter plastisch abgebildet.

Der schwache Vater

Ich möchte den Vaterbildern von Brutus und Saturn nachfolgend den Gegenpol, den schwachen Vater, gegenüberstellen, der – aus welchen Gründen auch immer – nicht bereit ist oder nicht in der Lage ist, väterliche Autorität, Grenzziehung, Rivalisieren und das „väterliche Machtwort" zu vollziehen. Ich möchte Ihren Blick hierbei zunächst auf das Werk Astrid Lindgrens lenken, die sehr jung von ihrem verheirateten Chef schwanger wurde, einen Sohn zur Welt brachte und beschloss, alleine für sich und ihren Sohn zu sorgen, bevor sie dann ihren späteren Ehemann, Sture Lindgren, kennenlernte. Oft bleiben die Väter in ihren Kindergeschichten blass, wie etwa Lillebrors Vater in „Karlsson vom Dach", wie der Vater aus „Michel aus Lönneberga" oder die Väter der drei Kinder-Detektive in „Kalle Blomquist". Es gibt sehr überzeugende psychoanalytische Theorien zum, bei Jungen überproportional auftretenden, hyperkinetischen Syndrom. Diese Theorien rücken die Schwäche – und leider häufig auch reale Abwesenheit der Väter – ätiologisch in den Mittelpunkt. Auch leiten sie hieraus die Symptomatik ab. Etwas vereinfacht zeige sich in der Symptomatik die überaktive Suche des Jungen nach Grenzziehung und väterlicher Autorität und/oder die Rache der Jungen an den Müttern, dass sie eine Triangulierung – aus innerer Überzeugung oder echter Abwesenheit der Väter – nicht ermöglichen können.

Astrid Lindgren und das Väterliche

Interessant ist, dass Astrid Lindgren sagt, selber mit einem sehr weichen, schwachen Vater aufgewachsen zu sein und dass sich dieses biografische Thema möglicherweise daher in vielen ihrer Bücher niederschlägt. Wir finden in ihrem bekanntesten Werk, Pippi Langstumpf, einen überidealisierten Vater (Seefahrer, groß, rauhbeinig), der letztlich jedoch immer abwesend (auf See) ist und der sehr einfältig erscheint. Gleichzeitig würde man Pippi ein grandioses Größenselbst diagnostizieren können, weil sie nicht nur über übermäßige Kräfte verfügt, sondern sich vor allem an keinerlei Autoritäten und Grenzen hält (Polizisten, Tagesabläufe, Ess-Manieren) und weil sie sich die Welt widdewidde wie sie ihr gefällt macht und weil zwei mal drei vier ergibt (und weitere drei neune machen). Dies sind die häufigen Folgen eines „zu Wenig" an Vater oder eines schwachen Vaters und Pippi Langstrumpf wäre wohl schwer in eine deutsche Grundschule integrierbar und würde mit Sicherheit Ritalin oder Medikinet einnehmen müssen. Das Schöne am Beruf des Psychoanalytikers ist, dass einem gerne solche Assoziationen zwischen Werk und Biografie von Schriftstellern, Malern und Musikern kommen.

Goethe, einmal mehr

Sie haben sicherlich meinen Hang zum Literarischen bemerkt und ich möchte mit Ihnen abschließend eine Interpretation des „Erlkönigs" von Goethe vornehmen, das als eines der Lieblingsgedichte der Deutschen gilt und das Generationen von Schülern auswendig lernen mussten. Ich habe mich schon früh gefragt, woraus die Beliebtheit dieses Gedichtes resultiert, denn ohne etwas assoziative Fantasie wirkt der Inhalt doch eher „dämlich": Ein Vater reitet mit seinem Sohn durch den Wald. Der Sohn hört und sieht währenddessen ständig irgendwelche Dinge, wobei ihm der Vater anhaltend widerspricht und seinen Sohn zu beruhigen versucht („Mein Sohn, es ist ein Nebelstreif."). Irgendwann werden dem Vater die Fantasien des Sohnes zu bunt, es wird ihm zu gefährlich, er drückt auf die Tube, um dann auf dem heimischen Hof festzustellen, dass der Knabe in seinen Armen verstorben ist.

Was hört und sieht denn der Sohn, was der Vater nicht hören und sehen kann und was ängstigt denn den Sohn und warum fällt dem Vater nichts Besseres ein, als immer nur abzuwiegeln, alles sei nur ein „Nebelstreif" oder das „Säuseln der Blätter im Wind", bevor er dann selber hektisch wird und die Flucht ergreift? In vielen Illustrationen zum Erlkönig und aus dem Text wird erkennbar, was der Knabe so um sich herum entdeckt: Es sind die schönen, jungen Töchter des Erlkönigs (der im Dänischen auch „Elfenkönig" heißt), die dem Knaben sagen: „Du liebes Kind, komm geh mit mir!" und „Gar schöne Spiele spiel' ich mir Dir." Zwei Strophen später lädt der Erlkönig den Knaben gar ein: „Willst feiner Knabe, Du mit mir gehen?/ Meine Töchter sollen dich warten schön; /Meine Töchter führen den nächtlichen Reihn/ Und wiegen und tanzen und singen dich ein." Ich meine, das ist doch eigentlich eine feine Sache, wenn man als Heranwachsender von hübschen, jungen Mädels umgarnt wird, die „gar schöne Spiele" mit einem spielen wollen und sagen, „Komm geh mit mir!". Warum kann der Vater seinen Sohn nicht beruhigen, warum muss er dem Sohn seine zutreffende Wahrnehmung, dass dort im Wald hübsche Mädchen sind, ausreden und ihm irgendeinen Blödsinn erzählen, sodass der Sohn am Ende immer panischer wird und vor Angst stirbt?

Was uns der Erlkönig wirklich sagen soll

Nachfolgend meine psychoanalytische Deutung: Für ein Sohn-Leben ist es wichtig, dass der Vater dem Sohn irgendwann auch einmal erklärt, wie das „mit den Mädels so ist". Das ist natürlich heikel und wir hatten es ja bereits davon, dass das männliche Geschlecht – gerade, wenn es um Gefühlsdinge geht – kommunikativ wesentlich unbeholfener ist, als das weibliche und dass

Mütter und Töchter in emotionalen Angelegenheiten einen wesentlich besseren Austausch pflegen. Insofern müssen sich Väter und Söhne nicht notwendigerweise real darüber unterhalten, wie „das mit den Mädels so ist". Der Vater darf jedoch nicht – wie in Goethes Gedicht – das aufkommende Triebleben seines Sohnes (das aus meiner Sicht in den „bösen" Erlkönig hineinprojiziert ist) schlichtweg ignorieren oder abtun. Der Sohn lernt vom Vater auch den Umgang mit dem weiblichen Geschlecht. Hierfür muss ich als Vater selber angstfrei und entspannt mit meiner Sexualität, meinem Triebleben und mit Weiblichkeit im Allgemeinen umgehen können. Dem Vater im vorliegenden Fall scheint hier jedoch jegliche Souveränität zu fehlen: Er lässt seinen Sohn alleine verzweifeln, sagt sich „Augen zu und durch" und will seinen Sohn irgendwie mit unbrauchbaren Erklärungen (Nebelstreif, Säuseln des Windes, alte graue Weiden) durch die Pubertät bringen, in der in den Söhnen die Sexualität und das Interesse am weiblichen Geschlecht erwacht. Ich denke, der Vater des Knaben hat eine gestörte Beziehung zu seiner eigenen Sexualität, hat möglicherweise Angst vor Triebhaftem oder vor dem Weiblichen oder es handelt sich in seinen Vorstellungen bei Sexualität um etwas Verbotenes, das man nicht näher betrachten darf. Daher praktiziert er mit seinem Sohn „Augen zu und durch", auch wenn es den Sohn das Leben kostet.

Was hätte denn dagegen gesprochen, wenn der Vater kurz im Wald angehalten hätte und sich entspannt mit dem, aus meiner Sicht ganz sympathischen Erlkönig, unterhalten hätte, während sein Sohn erste Erfahrungen mit dessen hübschen Töchtern macht? Er und der Erlkönig hätten im Hintergrund mit stiller, väterlicher Freude den zarten Anbandelungen und dem heiteren Treiben zuschauen können. Goethe – der ja selber kein „Kostverächter" war – hätte den Kindsvater zumindest dazu anhalten können, seinem Sohn ein bisschen das Flirten beizubringen, anstatt ihm die Frauenwelt durch Panikmache und schnelle Flucht vorzuenthalten – „geht gar nicht" würden meine Kinder sagen. Das Gedicht vom Erlkönig muss sicherlich immer im Kontext der jeweiligen gesellschaftlichen Moral gesehen werden. Seine Beliebtheit entspringt für mich aber gerade aus der „Triebabwehr" (um mal wieder einen psychoanalytischen Begriff einzustreuen), da der nette Erlkönig mit seinen attraktiven Töchtern als „gefährlicher Unhold" verteufelt werden muss. Im „Erlkönig" geht es darüber hinaus aber auch um das Versagen in einer klassischen väterlichen Funktion, nämlich dem Sohn einen angstfreien Zugang und einen entspannten Umgang mit männlicher Sexualität und dem weiblichen Geschlecht zu ermöglichen.

Täterschaft, Unterlassung, nicht genug Eier in der Hose

Somit gilt es festzuhalten, dass es sowohl „Täterschaft" von Vätern gibt, die häufig aus Neid und Wut den Söhnen gegenüber resultiert. Es gibt aber genauso den Tatbestand der „Unterlassung", indem Väter entweder zu wenig Grenzziehung vornehmen oder in entscheidenden Lebensfragen ihren Söhnen nur mit ratlosem Schulterzucken oder ausweichend antworten und die – um mit Oliver Kahn zu sprechen – nicht „genug Eier in der Hose" haben.

8

Väter und Söhne heute – alles friedlich, oder was?

» „Wie alt werde ich sein, wenn ich ein Gewehr bekomme und allein auf die Jagd gehen darf?"
„Zwölf Jahre, wenn ich sehe, dass du vorsichtig bist."
(Ernest Hemmingway, aus „Väter und Söhne")

8.1 Einleitung

Nachfolgend ein paar persönliche Überlegungen, wo und wie die beschriebenen Spezifika und Spielarten der Beziehung zwischen Vätern und Söhnen sich heute möglicherweise auch in unserer Gesellschaft wiederfinden. Meinen Patienten sage ich oft scherzeshalber: „Psychoanalytiker werden für ihre verrückten Gedanken bezahlt" und Psychoanalytiker bieten ihren Patienten Modelle an –„Deutungen" genannt und möchten durch diese im Patienten einen Prozess des Nachdenkens anstoßen. Manche Modelle des Analytikers dürfen

© Springer-Verlag GmbH Deutschland, ein Teil von Springer Nature 2020
A. Cherdron, *Väter und ihre Söhne*, https://doi.org/10.1007/978-3-662-60363-5_8

hierbei als „Quatsch" abgetan werden, manche Modelle öffnen aber gedankliche Türchen und können sich zu einem Stück „reflektierter Wahrheit" verdichten. Auch die nachfolgenden Überlegungen bitte ich, in diesem Sinne zu behandeln.

8.2   Friede, Freude, Eierkuchen?

Die Vater-Sohn-Welt sieht heute auf den ersten Blick sehr friedlich aus. Wo finden sich heute noch echte klassische Vater-Sohn-Konflikte außer den bekannten Klassikern „Taschengeld" und „Um 23:00 Uhr bist du bitte wieder zu Hause." Der Zeitrahmen für das Benutzen elektronischer Geräte (Computer, Smartphone, Spielkonsole und Co) sind häufige Reibungspunkte und der frühere Klassiker „Solange du deine Füße unter meinen Tisch stellst …" ist heute wahrscheinlich abgelöst worden durch „Solange du an meinem WLAN hängst …". Das Vorhalten bzw. der Entzug eines Internet-Zugangs ist heute eine der machtwirksamsten väterlichen Erziehungs-Optionen. Darüber hinaus haben Väter und Söhne jedoch häufig das gleiche Handy-Modell, sind vielleicht sogar bei Facebook miteinander befreundet oder folgen einander bei Instagram.

Früher war alles anders
Zu meiner Zeit gab es noch absolut grundsätzliche Differenzen und Unterschiedlichkeiten mit der Väter-Generation. Ich erinnere mich an eine erbitterte Diskussion mit meinem Vater, als ich ihm sagte, dass ich Zivildienst machen möchte, eine Entscheidung, der er sich zähneknirschend unterordnen musste – Vater Staat hat diesen Reibungspunkt vor einigen Jahren abgeschafft. In meiner Jugend und im frühen Erwachsenenalter gab es noch Dinge, für die vor allem meine Generation auf die Straße gegangen ist. Da gab es den Nato-Doppelbeschluss, die Startbahn West des Frankfurter Flughafens oder die Notwendigkeit, den Hausbesetzern in Frankfurt und Wiesbaden fürs Durchhalten Essbares zu bringen. Hinter all dem verbarg sich letztlich auch ein Kampf, eine Auseinandersetzung mit der Väter-Generation, es gab die Möglichkeit der Verschiebung in den gesellschaftspolitischen Kampf, der mit Leidenschaft und Ideologie ausgetragen werden konnte. Die heutige Jugend ist unpolitisch, ist politikverdrossen – Greta Thunberg und die „Fridays for Future"-Bewegung markieren möglicherweise einen Wendepunkt und auch die Shell Jugendstudie 2019 weist in diese Richtung. Dies liegt zum einen sicherlich daran, dass in der Politik zunehmend das Bild des Berufspolitikers anzutreffen ist, es vielleicht weniger idealisierbare und auch streitbare Väter in

der Politik gibt, wie es – um vielleicht zwei Pole zu nennen – in Westdeutschland Willy Brandt und Franz-Josef Strauß waren. Die etablierten Volksparteien sind keine wirklich gegensätzlichen Lager mehr, zu denen man sich bekennen kann. Es gibt auch in der Politik eine Identitäts-Diffusion, indem Angela Merkel die Atomkraft abschaffte, nachdem Gerhard Schröder eine Agenda 2010 auf den Weg gebracht hatte und indem der typische Grünen-Wähler heute Volvo fährt und bei Tegut einkaufen geht.

Verhandlungs-Familien

Dies passt auch gut zu dem Ausdruck, dass heutige Familien sogenannte „Verhandlungs-Familien" sind, dass meist statt autoritärem Bestimmen und autoritären Vorgaben in Familien dialogisch verhandelt und vieles ausdiskutiert wird, was im Kern sicherlich begrüßenswert ist, was jedoch auch einen Mangel an Reibung, Trotz, Protest und Unterschiedlichkeiten nach sich zieht. Beiden Seiten fällt es heute daher oftmals schwer, einen Konflikt auszutragen.

Loriot, Abercrombie und die Red Hot Chilli Peppers

In meiner Jugend erschien mir die Kleidung der Väter-Generation spießig und völlig unannehmbar und es gibt in Loriots Film „Papa ante portas" die schöne Szene, in der der Vater den Sohn zu überzeugen versucht, seinen alten Mantel aufzutragen, der doch noch „tadellos in Ordnung" sei und der doch „prima sitze". Im Freizeitbereich gibt es heute große Überschneidungen im Bekleidungssortiment zwischen Vätern und ihren Söhnen, was zu meiner Jugendzeit undenkbar gewesen wäre. Der „neue Vater" hat, ebenso wie sein Sohn, Abercrombie-T-Shirts im Schrank liegen und mein Sohn geht sehr gerne mit mir zusammen in die einschlägigen Label-Läden einkaufen, weil er weiß, dass das eine oder andere Teil dabei für ihn herausspringt. Mit meinem Vater musste ich noch erbitterter Diskussion um meine erste Jeans führen – er selber hat in seinem Leben nie eine besessen.

Mein Vater hat früher leidenschaftlich gerne Jazz gehört und mich häufig dafür begeistern wollen. Ich habe aus Anstand, weil ich gespürt habe, dass ihm dies wichtig ist, Interesse hieran gezeigt. Ich habe die Freude und den Stolz in seinen Augen genossen, als ich mir Dave Brubecks „Take Five" auf dem Klavier draufgeschafft hatte, um es ihm vorspielen zu können und um hieran einen 5/4-Takt kennenlernen zu können. Am liebsten ging ich jedoch in mein Zimmer, im Wissen, dass ich ihn mit dem Auflegen der Schallplatten meiner langhaarigen Helden aus der Welt der Rock-Musik und des schnörkellosen 4/4-Taktes unendlich nerven konnte. Mit meinem Sohn war ich vor vier Jahren auf einem Green Day-Konzert, wir waren zusammen bei Linkin Park, Marteria und den Red Hot Chilli Peppers, was für uns beide eine völlige Selbstverständlichkeit war und über den Spotify-Familien-Account höre ich des Öfteren seine Playlists und muss innerlich schmunzeln, wenn ich feststelle, dass er gelegentlich auch die Playlist mit meinen alten Helden anklickt.

Väter sind nicht mehr uncool

Als junger erwachsener Sohn scheint ein gutes Verhältnis zum Vater nicht mehr „uncool" zu sein und Untersuchungen belegen, dass die Beziehungen zwischen erwachsenen Kindern und ihren Eltern heute enger sind, insbesondere auch emotional enger.

Der 27 Jahre alte Henning May, Sänger der deutschen Band AnnenMay-Kantereit schrieb mit dem Song „Oft gefragt" eine musikalische, wertschätzende Liebeserklärung an seinen Vater („Du hast mich angezogen, angezogen, großgezogen./Du bist zu Hause für immer und mich."). Rio Reiser, hingegen sang 1971 noch „Wenn ich nach Hause komme, sitzt da ein alter Typ, der meint, er ist mein Vater./Wir sehen uns nur manchmal und dann reden wir nicht viel." Die Zeilen entstammen seinem Lied „Ich will nicht werden, was mein Alter ist". Leonie Feuerbach meinte 2017 in der *FAZ-Sonntagszeitung* in einem Artikel über das enge Verhältnis der 18- bis 35-Jährigen zu ihren Eltern: „‚Mein Alter' statt ‚mein Vater' oder ‚mein Papa' zu sagen, das macht heute kein Mensch mehr, das klingt veraltet, so wie ‚Bulle' statt ‚Polizist', was außer Linksextremen auch niemand unter 50 mehr sagt."

Ist denn wirklich alles friedlich, oder was?

8.3 Gibt es einen stillen Vatermord im modernen Wirtschaftsleben?

Die Vater-Sohn-Welt erscheint, wie dargestellt, heute friedlich und weniger konflikthaft. Vielleicht hat sich der Vatermord aber heute zunehmend ins Wirtschaftsleben verschoben.

Junge Millionäre

Die 90er-Jahre waren geprägt von, im Zuge der zunehmenden Verbreitung des Internets aufkommenden, Start-up-Unternehmen und von jungen Männern, die in der Mitte ihrer Zwanziger den Zeitgeist und die Möglichkeiten des Internets erkannten. Die Gallionsfiguren dieser Zeit entwickelten faszinierende, weitsichtige Geschäftsmodelle und waren mit teilweise nicht einmal 30 Jahren zigfache Millionäre. Google, Ebay,

Amazon und viele andere Firmen, ohne die unser heutiges Leben nicht mehr denkbar wäre, sind die Erfolge junger erwachsener „Söhne". Es handelte sich hierbei um „Söhne", die es teilweise nicht mehr für nötig erachteten, ihr Studium zu beenden – also dem klassisch elterlich gedachten Lebensweg zu folgen – und die zum ermutigenden Vorbild für ihre Generation wurden.

Väterliche Arroganz weicht stillschweigendem Respekt

Diese jungen Söhne lachten sich damals über die verkrusteten Strukturen der Old Economy kringelig und die Vorstände der Old Economy sahen sich zunehmend gezwungen, sich mit der Generation Golf, wie diese Kohorte damals bezeichnet wurde, an einen Tisch zu setzen. Väterliche Arroganz und Überheblichkeit wich zunehmend der Erkenntnis, dass die Welt ohne das Ernstnehmen und die Integration der Ideen dieser Söhne nicht mehr denkbar ist. Ein 18-jähriger Hacker, der digitale Sicherheitssysteme durchschaut oder Virtual Reality programmieren kann, wird möglicherweise bald höheren Status und Einfluss haben als ein Bankvorstand oder ein Universitätsprofessor. Der altväterliche Satz „Das machen wir schon seit 100 Jahren so" hatte plötzlich keine Gültigkeit mehr und ich wüsste nicht, wann einer derart jungen Generation schon einmal derart stillschweigende Wertschätzung und stillschweigender Respekt entgegengebracht wurde – dafür musste diese Generation nicht mehr auf die Straße gehen und einen spätpubertär-aufmüpfigen Kampf führen.

Self-Empowerment, Rezo und die Zerstörung der CDU

Plötzlich war es auch möglich, mit Anfang 40 DAX-Vorstand zu werden. Die Möglichkeiten des Internets und die dafür von der „Söhne-Generation" geschaffenen Plattformen (z. B. YouTube) oder die Möglichkeit von Blogs haben zu einem nie dagewesenen „Self-Empowerment" geführt. Der 27 Jahre alte YouTuber Rezo veröffentlichte im Mai 2019 im Vorfeld der Europawahl auf seinem YouTube-Kanal ein Video mit dem Titel „Die Zerstörung der CDU". In dem 55-minütigen Video übt er, untermauert durch Quellen, eine gnadenlose Kritik an CDU/CSU und der SPD. Bis zum Tag der Europawahl verzeichnete das Video binnen Wochenfrist 10 Millionen Abrufe und spielte damit in derselben Liga wie eine Nachrichtensendung zur Hauptsendezeit im Fernsehen. Das Video zog internationales Medieninteresse auf sich, war Teil der gesellschaftlichen Debatte und wurde wesentlich mit dem schlechten Abschneiden der CDU bei der Europawahl in Zusammenhang gebracht.

YouTube macht's möglich

Eigene Ideen unter Außerachtlassung traditioneller Strukturen konnten so realisiert, verbreitet und zu Erfolg gebracht werden. Als Beispiel hierfür sei die Musik-Industrie genannt: Die großen, traditionellen Schallplattenfirmen/Unterhaltungskonzerne waren früher das Nadelöhr, durch das es zu gelangen galt, um als Künstler überhaupt Aussicht auf Erfolg haben zu können. Viele dieser Firmen schielten nach höheren Umsätzen vorwiegend mit ihren etablierten Stars und nur wenige Plattenlabels besaßen den Mut und die Bereitschaft zu Investitionen in die Subkultur oder in Künstler abseits des Mainstream. Vor allem YouTube und alternative Vertriebswege im Internet haben die Musikwelt hier umgekrempelt und viele große, saturierte Plattenfirmen haben taten- und ratlos das Aufspringen auf die neuen Züge verschlafen. (iTunes, Spotify und Co. haben dann ein Weiteres dazugetan.) Junge Blogger können heute reich werden, „YouTuber" ist ein gängiger Berufswunsch und auch die Geschichte der Huffington Post zeigt beispielhaft die Möglichkeit des Großwerdens fernab von klassischen Verlagshäusern/-Strukturen (auch wenn die Huffington Post 2011 vom Medien-Giganten AOL aufgekauft wurde).

Eine Form des stillen Vatermordes?

Die dargestellten Punkte waren vielleicht eine Form des stillen Vatermordes, der unsere Welt nachhaltig verändert hat. Wenn Sie sich das Wirtschaftsleben heute näher betrachten, so gibt es darüber hinaus viele Branchen, in denen die Väter-Generation real ausradiert wurde. Wenn Sie etwa den IT-Bereich oder andere Branchen betrachten, so müssen Sie es heute mit Anfang 40 geschafft haben, in das Management gekommen („Führungsvater" geworden) zu sein, sonst werden Sie gnadenlos in der Jugendlichkeit, Härte und Schnelllebigkeit dieser Branchen vernichtet und ihren Ruhestand herbeisehnen. Wenn Sie ins Bankengewerbe schauen, so findet sich dort nur eine Minorität an Mitarbeitern, die jenseits von 55 Jahre sind. Zwar werden heute „Silber-Rücken" wieder gerne vermehrt eingestellt und die Gruppe der 40- bis 49-jährigen DAX-Vorstände hat sich in den letzten fünf Jahren nahezu wieder halbiert (2010 waren noch 53 DAX-Vorstände unter 50 Jahre, 2015 waren es nur noch 32). Dennoch regiert doch in vielen Bereichen der Wirtschaft unter über 50-Jährigen die Angst, die Stelle zu verlieren und dem Jugendwahn, der „Machtmagie" der Söhne-Generation zum Opfer zu fallen.

Sind dies vielleicht moderne Formen des Vatermordes, verschleiert und verschoben in das kapitalistische Wirtschaftssystem?

8.4 Schlägt das Vater-Imperium in Staat und Wirtschaft zurück?

Unverbesserliche Firmen-Väter

Natürlich gibt es im Wirtschaftsleben umgekehrt auch weiterhin das pathologische Haften an der Macht der Väter-Generation. Im Rhein-Main-Gebiet gibt es zahlreiche renommierte Familienunternehmen und ich habe im Laufe der Jahre meiner Praxistätigkeit sehr häufig sowohl gebrochene Söhne, wie auch unverbesserliche Väter vor mir sitzen gehabt, die in Familienunternehmen ihr despotisches Wesen und ihre Autokratie ausgelebt haben. Es gibt sie ohne jeden Zweifel immer noch, die Brutusse und Saturne in eigentümergeführten Firmen und in den Vorstandsetagen. Viele eigentümergeführte Unternehmen oder Firmen in Familienbesitz ziehen es anhaltend vor, sich ein unkritisches Reich von „Vasallen" aufzubauen und viele eingesetzte Geschäftsführer scheitern an der Angst der alten Firmeninhaber vor Macht- und Gesichtsverlust und deren Angst vor jugendlicher Veränderungsdynamik.

Die Väter-Generation in Aktienunternehmen

Die Machterhaltung der Väter-Generation in Aktienunternehmen hat einen herben Rückschlag erleben müssen, indem vor einigen Jahren die Regelung abgeschafft wurde, dass der Vorstandsvorsitzende nach seinem Ausscheiden automatisch Aufsichtsratsvorsitzender wurde – eine Verfahrensweise, die höchst umstritten und retrospektiv nicht mehr logisch nachvollziehbar ist und doch wohl eher dem Machterhaltungsgedanken und dem Unsterblichkeitswunsch der mächtigen Vorstands-Väter entsprang.

Diplom vs. Bachelor/Master

Meine naive psychoanalytische Fantasie in Bezug auf das „Zurückschlagen" und die „Rache" der Väter wird auch durch folgende Aspekte angeregt: Die Umstellung der Diplom- und Magister-Studiengänge auf das Bachelor-/Master-System hat aus meiner Sicht auch etwas in den Köpfen der Arbeitgeber (der Väter) bewirkt. Gerade in der zurückliegenden Übergangzeit und dem Beklagen des Verlusts und der „Verwässerung" des „guten, alten, deutschen Diploms" suggeriert jungen Studienabsolventen möglicherweise, nicht „reif" genug ausgebildet zu sein, „noch nicht so weit" zu sein und dass es noch lange dauern wird, bis der junge Berufsanfänger ernst zu nehmen ist. Auf Seiten der Söhne kann dadurch das Gefühl induziert werden, dass man sich auch nach dem Master noch lange abstrampeln muss, um dem Papa endlich zu gefallen, bzw. bis man dessen volle Anerkennung bekommt – ich weiß, eine sehr gewagte Hypothese!

Unternehmensberatungen, Wirtschaftsprüfungsgesellschaften, Anwaltskanzleien

Ich möchte den Blick mit Ihnen auch auf Leistungsunternehmen wie die großen, bekannten Unternehmensberatungen und Wirtschaftsprüfungsgesellschaften sowie große, renommierte Anwaltskanzleien, lenken. Dort bewerben sich zumeist die Jahrgangs- und Studienbesten, deren Lebensläufe mit Zweitstudiengängen, Auslandssemestern oder -praktika, perfekten Sprachkenntnissen usw. gespickt sind. Als „Juniors" werden diese hochtalentierten und gut ausgebildeten Söhne (und natürlich auch Töchter) dann in ein Arbeitsfeld und ein Arbeitsklima, in dem extremer Arbeitseinsatz, extrem lange Arbeitszeiten, die kaum Privatleben zulassen und die einer Leibeigenschaft gleichen, eingebunden. Über all dem schwebt die Pyramide, sodass für einen Aufstieg bis in den väterlichen Olymp (Partner oder Mitgesellschafter werden) nur ein Bruchteil der „Juniors" in Frage kommt. Gleichzeitig wird „up or out" oder auch „grow or go", vor allem in Unternehmensberatungen und großen Anwaltskanzleien, als Karriere-Modell ausgerufen und fungiert als Antreiber, da allen Beteiligten natürlich klar ist, dass viel mehr „Söhne" am Start sind, als letztlich weiterkommen können.

„up or out"/„grow or go" – die Pyramide

Lehrjahre sind bekanntlich keine Herrenjahre und der dahinterliegende Gedanke, dass durch das Up-or-out-System Exzellenzen herausgebildet und solche auf allen Karrierestufen sichergestellt werden sollen, ist eine mögliche Sichtweise. Ein Up-or-out-System ist von regelmäßigen, vor allem ergebnisorientierten Bewertungen geprägt und keiner der glücklichen Bewerber, der eine der begehrten Junior-Stellen erhalten hat, wird zuvor so naiv gewesen sein bzw. wird nicht vorher gewusst haben, was ihn erwartet. Das bedingungslose Ausquetschen der „Söhne" gepaart mit permanenten, harten Beurteilungsinstrumenten, erinnert jedoch auch an die römische „patria potestas" mit ihren klassischen, väterlichen Machterhaltungsinstrumenten. In den jungen leistungswilligen und hochkompetenten Söhnen führt das Gefühl „immer noch nicht zu genügen" wiederum zu einer kindlichen Gier, mit seinen Leistungen von der väterlichen Vorstandsetage gewürdigt und anerkannt zu werden. Auch im Honorierungssystem drückt sich der väterliche Machterhalt aus, da Altverträge oder Gesellschafter-Regelungen häufig das, den Senioritäts-Status Würdigende, doch deutlich übersteigen. Es gibt sie also noch, die Reservate streng patriarchalischer, „leibeigener" Führung – wobei mir bewusst ist, dass ich mit meinen Ausführungen unterschiedliche Ansätze und sich unterscheidende Unternehmenskulturen über einen Kamm geschoren habe und dass, im Zuge des Werbens um die besten Studienabgänger, hier vielerorts bereits ein notwendiges Umdenken stattgefunden hat.

Staatsverschuldung – How dare you!
Wo wir eben aber schon einmal kurz vom Geld gesprochen haben: 1970 betrug die Staatsverschuldung 63 Milliarden Euro, im Jahr 2018 lag diese bei 1917 Milliarden Euro, was bedeutet, dass jeder Bundesbürger von Staats wegen mit mehr als 23.000 Euro verschuldet ist. Schon lange ist bekannt, dass im Jahr 2050 auf einen Jugendlichen zwei bis drei Einwohner, die älter als 60 Jahre sind, entfallen werden. Die demografische Entwicklung ist schon seit langem in dieser Form berechenbar und bekannt und die Gründe hierfür sind komplex. Es ließe sich jedoch fragen, warum Vater Staat (die „Alten") der Jugend solche Schuldenlast auferlegt, diese mit knapp 2 Billionen Euro (Stand 2018) quasi „erdrückt" und deren Entfaltungs- und Gestaltungsspielräume dadurch einschränkt. Ähnlich lässt sich die Frage stellen, warum viele Staatsführer keinerlei Interesse und Bereitschaft daran zeigen, zum Wohle künftiger Generationen Klimaschutzabkommen zu unterzeichnen.„How dare you?" fragte Greta Thunberg in ihrer Rede auf dem UN-Klimagipfel in New York und wirft der Politik vor, „Ihr stehlt mir meine Zukunft".

Fehlende Generativität aus Neid?
Mir fällt in diesem Zusammenhang noch einmal Ericksons Begriff von der „Generativität" ein. In ungezählten psychologischen Experimenten ist belegt, dass der Mensch tendenziell eher kurzfristig denkt und die Gier ist (neben dem Narzissmus) ein stetig weiter voranpreschendes Phänomen unserer Zeit. Vielleicht entspringt die, häufig im Stillen vollzogene und/oder still tolerierte „Belastung" der Jugend aber auch vielfach einem tiefsitzenden Neidgefühl auf die Vitalität, Jugend und die Möglichkeiten der jüngeren Generationen – Generosität oder die, im ersten Kapitel erwähnte „Generativität", d. h. Erfüllung auch darin finden zu können, sich um künftige Generationen kümmern und diesen Wertvolles weitergeben zu wollen, wohnt nicht jedem politischen Vater inne.

Alles rechtens bei der Altersvorsorge?
Als Arzt ist man verpflichtet, für die Altersvorsorge in das Ärztliche Versorgungswerk einzuzahlen, in Hessen im Rahmen einer Sonderregelung zusätzlich noch in die sogenannte Erweiterte Honorarverteilung (EHV). Diese wurde ursprünglich eingerichtet, um die Ärzte-Generation, die kriegsbedingt viele Jahre keine ausreichenden Rücklagen für ihr Alter aufbauen konnte, hier

entsprechend abzusichern. In den Presseorganen der Landesärztekammer und der Kassenärztlichen Vereinigung ließ sich über viele Jahre ein Generationenkrieg um die künftige Gestaltung der Erweiterten Honorarverteilung verfolgen. Hierbei ging es natürlich um die Verwendung der von der jungen, aktiven Ärzte-Generation erarbeiteten und eingezahlten Beiträge. Zu beobachten war, wie „eisenhart" die im Ruhestand befindliche Ärzte-Generation, die die „fetten Jahre" mitnehmen konnte, unnachgiebig auf ihren Altrechten bestand, im Wissen, dass sich der Topf aufgrund der demografischen Entwicklung zunehmend leeren würde und für die, aktuell einzahlenden, jüngeren Kollegen selber im Alter keine nennenswerten Ausschüttungen mehr vorgenommen werden könnten. Dieses System ist vor ein paar Jahren endlich und glücklicherweise auf solidarischere Fundamente gestellt worden. Viele Sozialsysteme in Europa begünstigen jedoch geradezu hemmungslos alte Arbeitnehmer und Rentner und nehmen zum Teil trotz anhaltend hoher Staatsverschuldung Rentenreformen zurück – Italien, Griechenland und Spanien seien hier als Beispiel genannt. In diesen Ländern glauben nur noch wenige der Jungen, dass es ihnen einmal besser gehen wird als den älteren Generationen. Die erschreckend hohen Jugendarbeitslosenquoten fördern den Graben zwischen den Generationen und treiben gut ausgebildete Junge Menschen aus dem Land.

8.5 Der allgegenwärtige Ruf nach Beratungsfirmen und die Krise der Männlichkeit

Noch ein weiterer Gedanke – oder eine weitere „freie Assoziation", wie es die Psychoanalyse nennt – kommt mir zu dem Phänomen, das mittlerweile in nahezu allen Wirtschaftsbereichen und Organisationen Unternehmensberatungen hinzugezogen werden – selbst Vater Staat greift aktuell (z. B. in der Flüchtlingsfrage) auf Unternehmensberatungen zurück.

Ist zu viel Beratung desillusionierend?
Vorab möchte ich klarstellen, dass ich Beratung von Unternehmen, Organisationen und Behörden für sinnvoll und wichtig halte. Die zunehmende Inanspruchnahme von Beratungsfirmen in allen Bereichen und die Heerscharen der ausströmenden Berater lässt sich jedoch auch psychoanalytisch betrachten: Natürlich sind die Spielräume für Unternehmen, Organisationen und Führungskräfte, ausprobierend handeln zu können, deutlich kleiner geworden

und es gilt natürlich auch, Prozesse zu optimieren und Fehlermöglichkeiten durch externe Beratung möglichst gering halten zu können. Aus dem „Beratungs-Wahn" lassen sich aus meiner Sicht aber auch zwei psychologische Phänomene ableiten: In meiner Praxis habe ich immer wieder, vor allem männliche Patienten, die sich darüber beklagen, dass sie vom Vorstand, Bereichs- oder Gruppenleiter mit der Entwicklung und Ausarbeitung neuer Konzepte betraut wurden und diese entsprechend präsentieren sollten. Einen wirklichen „Wert" bekam diese Arbeit jedoch erst, nachdem diese Konzepte von einer externen Beratungsfirma „abgesegnet" und für gut befunden wurden. Väterliche Führung – und somit auch Personalführung – soll ermutigend, unterstützend und die Exploration anregend sein. Auf Grund der oben dargestellten Praxis wird manch ein Mitarbeiter aber längerfristig eher verunsichert werden und sich möglicherweise desillusioniert fragen, was ihm der Vater/der Chef denn überhaupt zutraut.

Beratungswahn als Ausdruck verunsicherter Männlichkeit?

Zum zweiten ließe sich fragen, auch ob man den zunehmenden Absicherungs- und Beratungswunsch vieler Führungskräfte nicht auch als Ausdruck der eingangs erwähnten Krise des Mannes deuten kann, in dem – aus allgemeiner Männer-Verunsicherung heraus – auch männliche Führungs- und Entscheidungskompetenz sich heute schneller selber in Frage stellt und ob auf einer tieferen Ebene auch schneller Beschämung über eine Fehlentscheidung befürchtet wird.

Die großen Unternehmensberatungen sind heute mächtige, „potente" Säulen des Wirtschaftssystems. Als verunsicherter Entscheider in leitender Position kann ich mir diese „Potenz" (die Psychoanalyse würde sagen, einen „Leih-Phallus") zur Seite stellen. Ohne die Gefahr, das eigene Gesicht zu verlieren, kann ich schwierige Fragen oder unangenehme Entscheidungsfindungen an Unternehmensberatungen delegieren. Ich kann so, gesellschaftlich legitimiert, meine Unsicherheit und eventuelle Unwissenheit delegieren, ohne Angst haben zu müssen, vor meinen untergebenen Söhnen/Mitarbeitern als schwacher Vater erachtet zu werden (die Psychoanalyse nennt diesen Mechanismus „institutionalisierte Abwehr").

Diese Gedanken, wie erwähnt, zu Ihrer weiteren „freien Assoziation".

9

Generation Y und väterlicher Führungsstil

» Die Jugend will lieber angeregt als unterrichtet sein
(J. W. Goethe, aus „Dichtung und Wahrheit")

Abschließend möchte ich Sie am Ende des ersten Teils des Buches für die gesellschaftliche Diskussion um die Generation Y sensibilisieren – eine Diskussion, die nicht nur im Arbeitsleben eine Rolle spielt und mit der sich aktuell nicht nur Unternehmen und deren HR-Abteilungen auseinandersetzen, sondern die zu einem Umdenken in den Köpfen der Väter – bzw. Chef-Generation – führen muss. Die nachfolgenden Ausführungen habe ich auch als weiterbildungsermächtigter Arzt und Mitwirkender an mehreren psychotherapeutischen Ausbildungsinstituten reflektiert.

Höre mir zu und diskutiere mit mir
Mit dem Begriff Generation Y wird die Generation der nach 1985 Geborenen bezeichnet, die auf den Arbeitsmarkt strömen und auch an psychotherapeutische Ausbildungsinstitute kommen. Sie sind die Söhne und Töchter der Generation der „neuen Väter" und sie sind die Kinder aus den „Verhandlungs-Familien", die – trotz der Terroranschläge vom 11. September 2001 und weltweiter Kriege – weitgehend ohne persönliche Bedrohung und Gefahren aufgewachsen sind, zumindest in Zentraleuropa und auch die nach 2008 schwelende Finanzkrise war zu abstrakt, um wirklich als persönliche Bedrohung empfunden zu werden. Somit ist diese Generation angstfreier und mutiger als frühere Kohorten. Diese Generation wurde weniger direktiv und autoritär erzogen, ist gewohnt, dass man ihnen zuhört, mit ihnen diskutiert

© Springer-Verlag GmbH Deutschland, ein Teil von Springer Nature 2020
A. Cherdron, *Väter und ihre Söhne*, https://doi.org/10.1007/978-3-662-60363-5_9

(„Verhandlungs-Familien"). Sie hat daher aber eine deutlich niedrigere Frustrationsschwelle bzw. ihre Frustrationsschwelle ist schnell erreicht, wenn sie auf einen autoritären Führungsstil treffen. Für diese Generation sind Hierarchien nur schwer zu akzeptieren und Unternehmen müssen hier umlernen und sich – ob sie wollen oder nicht – auf deren Ebene „einlassen", da diese Generation aufgrund des Fachkräftemangels mit extremem Selbstbewusstsein ausgestattet ist. Dies ist auch durch die niedrige Geburtenrate „abgesichert" und seitens der Unternehmen herrscht ein großes Ringen um Fachkräfte in den geburtenschwachen Jahrgängen.

Vorsicht!
Es ist also heute nicht mehr möglich, gut qualifizierte und von zu Hause mit entsprechendem Selbstbewusstsein und entsprechendem Selbstverständnis ausgestattete junge Menschen vor versammelter Mannschaft wegen einer schlechten Präsentation „herunterzusauen". Aus meiner Ausbildungszeit kenne ich noch den klassischen, cholerischen Chefarzt, der seine Assistenten in den Frühbesprechungen und den Stationsvisiten anbrüllen konnte, was von meiner Generation zumeist ohne Widerrede geschluckt wurde. Dies, da zu dieser Zeit auf eine interessante Stelle noch viele Bewerber kamen, aber auch, da es irgendwie dem klassischen Bild entsprach.

Warum-Fragen und „Zickzack"-Lebenswege
In der heutigen Zeit gilt es als Vorgesetzter hier vorsichtiger zu sein. Es ist nicht so, dass diese Generation trotzig und sauer wird oder verstummt. Sie will vielmehr diskutieren, erwartet Erklärungen, will häufige Feedbacks (der Ausdruck Generation Y leitet sich vom „Y" ab, was im Englischen wie why = warum gesprochen wird). Die Generation Y hat das „Warum-Fragen" gelernt und wurde bereits, mehr noch als frühere Generationen, in der Schule und in den Universitäten zu kritischen, hinterfragenden Menschen erzogen. Als Vorgesetzter darf ich dies nicht als Respektlosigkeit auffassen, denn, wenn ich mich hierauf als Vorgesetzter nicht einlassen kann, verliere ich diesen Mitarbeiter schnell, weil neben der geringen Frustrationsschwelle bei der Generation Y auch eine höhere Bereitschaft und Selbstverständlichkeit vorliegt, die Arbeitsstelle zu wechseln. Die Lebenswege der Väter waren noch geprägt von „einmal Daimler, immer Daimler", die Lebenswege der Generation Y werden als „zickzack-artig" beschrieben, d. h. Arbeitsstellen werden häufiger gewechselt, unter Umständen gepaart mit Phasen von Selbständigkeit oder z. B. auch Elternzeit.

Work-Life-Blending

Ein weiterer Generationen-Konflikt zeigt sich aber auch darin, dass die Generation Y auch nicht mehr solche Karrieren machen will, wie es für ihre Väter eine Selbstverständlichkeit war. Es gibt ein „Karriere-Bashing", d. h. eine absolute Diskrepanz in der Planung und Ausrichtung der beruflichen Karriere. Arbeit muss in Kombination mit ausreichend Freizeit möglich sein. Die berühmte Work-Life-Balance hat für diese Generation einen wesentlich höheren Stellenwert. Hierbei ist jedoch weniger gemeint „erst die Arbeit, dann das Vergnügen". Die Generation Y begreift – anders als frühere Generationen – Arbeitszeit auch als Lebenszeit und stellt daher die Frage „Warum soll mein Leben fünf Tage in der Woche erst nach 17:00 Uhr beginnen?" und strebt mehr die Verzahnung von Arbeit und Leben – also eher ein „Work-Life-Blending" an.

Anregung, Flow, Purpose

Diese Generation will sich auch überraschen lassen, verlangt vom Unternehmen Anregungen, statt mit stoischer Pflichterfüllung arbeiten zu gehen, weil man halt arbeiten gehen muss. Es geht dieser Generation auch mehr darum, in der Arbeit in einem Unternehmen in einen Flow zu kommen. Die kommenden Jahre werden deshalb eine Renaissance charismatischer Führung erleben. Führen wird nicht, wer Führungsanspruch erhebt und die Machtmittel hat, diese durchzusetzen, sondern wer Menschen durch Sinn-Angebote dazu bewegen kann, sich führen zu lassen. Wohl auch daher reden alle Konzernlenker aktuell vom „Purpose". Dieser meint das höhere Ziel des Unternehmens und die Beantwortung der Frage „Was wollen wir mit unserer Arbeit erreichen?". Die Generation Y verlangt nach einem Sinn, heutige Nachwuchskräfte wollen wissen, warum sie in einem Unternehmen arbeiten gehen und wofür das Unternehmen steht. So wirbt beispielsweise die BASF mit dem Motto „Bessere Lebensqualität für alle schaffen", Adidas mit dem Motto „Durch Sport das Leben verändern". Auch wird im kapitalistischen Wirtschaftssystem gerade eine neue Ära der Verantwortung ausgerufen: Stand bisher der „Shareholder" im Mittelpunkt, ist dies zunehmend der „Stakeholder", womit die Beschäftigten, der Staat, das Gemeinwohl oder die Umwelt gemeint sind. Larry Fink, der legendäre Chef und Gründer von Blackrock, der größten Vermögensverwaltung der Welt, rief 2018 Konzernchefs in einem offenen Brief dazu auf, mehr an das Gemeinwohl zu denken und nicht nur an die Rendite. Ohne „klaren Purpose" lässt sich daher beim akademischen Nachwuchs nicht mehr landen; um diesen zu motivieren, braucht es eine gemeinsame Sache, ein höheres Ziel.

Steve Jobs' Botschaft

Der großartige Steve Jobs gab 2005 in einer berühmten Rede vor Absolventen der amerikanischen Stanford-Universität den jungen Berufseinsteigern den Rat: „Eure Arbeit wird einen großen Teil eures Lebens ausmachen und der einzige Weg, wirklich zufrieden zu sein, ist etwas zu tun, das ihr für großartiges Schaffen haltet. Und der einzige Weg Großartiges zu leisten ist, wenn ihr liebt, was ihr tut. Und falls ihr es noch nicht gefunden habt, haltet Ausschau. Gebt euch nicht damit zufrieden. Genau wie bei allen Herzensangelegenheiten werdet ihr merken, wenn ihr es gefunden habt."

Im Fußball schon angekommen

Neue Anforderungen und geändertes Vater-/Chef-Denken ist nicht nur bei den einstmals autokratischen Chefärzten angesagt. Auch in der Fußballwelt hat sich hier bereits ein Wandel vollzogen. Die Zeiten, in denen „Quälix" Magath und „König Otto" Rehagel die Mannschaften mit Strenge und Autorität „schliffen", haben sich gewandelt, da zunehmend ein neues Trainerbild favorisiert wird und anzutreffen ist, das mehr die Individualität des einzelnen Spielers berücksichtigt, diese sogar „herauszukitzeln" versucht und der Trainer eher empathisch und vor allem erklärend auftritt, um so eine Philosophie implementieren und gemeinsam das „große Ganze" umsetzen zu können. Die Spieler sollen das System des Trainers verstehen – kritisches Nachfragen ist daher erlaubt – um sich so mit Leidenschaft damit identifizieren zu können und um nicht lediglich starr trainerische Anweisungen umzusetzen. Julian Nagelsmann, Thomas Tuchel und vor allem Jürgen Klopp gelten als „Kommunikatoren" und Vertreter dieser neuen Trainergeneration. Insbesondere Jürgen Klopp, Trainer des FC Liverpool und aktuell von der FIFA zum Welttrainer gewählt, ist ein „Menschenfänger". Adam Lallana, Mittelfeldregisseur des FC Liverpool, schwärmte in einem Interview im *Daily Star*: „Was für ein Gefühl Klopp den Spielern gibt! Man will für ihn laufen. Man möchte für ihn und die Jungs auf dem Rasen sterben." Darüber hinaus sei Klopp „ein guter Kommunikator" und er habe „Charisma, eine Aura". Carlo Ancelotti, Jahrgang 1959, fünffacher Champions-League-Gewinner, veröffentlichte 2016, zu diesem Zeitpunkt Trainer von Bayern München, ein Buch mit dem Titel *Quiet Leadership – Wie man Menschen und Spiele gewinnt*, in dem er Einblicke in seine Trainerphilosophie gibt, die den Spielern größere Freiräume und mehr Individualität zugesteht, die sich vom aggressiven Führungsstil anderer Trainerlegenden unterscheidet („Quiet Leadership") und die mehr darauf zielt, die Leidenschaft bei den Spielern freizusetzen.

Höheres Gehalt – nicht um jeden Preis

Die Generation davor, die Generation Golf hatte das Motto „Nichts ist erotischer als Erfolg" und auch die Väter-Generationen davor haben gearbeitet, ohne den Sinn zu hinterfragen. Der Generation Golf war es noch wichtig, mit 28 Jahren die erste Rolex zu haben, die Generation Y hat von ihren Vätern jedoch mitbekommen, welchen Preis die Väter für das „sinnlose und unreflektierte" Arbeitsideal gezahlt haben, indem die Väter viel Zeit mit der Familie geopfert haben, an Burn-out, Rückenschmerzen und Herzinfarkten erkrankten. Zahlreiche Umfragen belegen, dass die Generation der Söhne in der Mehrheit nicht mehr verdienen, sondern mehr Freizeit haben will, dass Freizeit einen höheren Stellenwert besitzt als eine Gehaltserhöhung. Es ist die Frage, wann sich dieses Phänomen auch in den Tarifverhandlungen wiederfinden wird. Die Generation Y kann ihre Väter, die wie gesagt, auch die ersten „neuen Väter" waren, zwar als Kumpel akzeptieren, nicht aber deren beruflichen Lebensweg, deren handlungsleitendes Arbeitsideal („Ich will nicht so werden, wie mein Vater").

Flexibilität von Arbeitszeit und Arbeitsort

Es ist nicht so, dass diese Generation arbeitsfaul wäre (wie ihr häufig vorgeworfen wird). Nein, diese Generation möchte nur mehr Flexibilität in Bezug auf die Arbeitszeit haben, nach dem Motto „Ich mache gerne bis morgen die Präsentation fertig, aber ich bin um 16:00 Uhr noch einmal für zwei Stunden zum Joggen verabredet und mache es danach." Diese Generation stellt sich auch die Frage: „Warum soll ich fünf Tage in der Woche von 8:00 bis 17:00 Uhr im immer gleichen Büro verbringen?" und verlangt daher auch in solchen Dingen mehr Flexibilität und Verzahnung („Blending") von Beruflichem und Privatem.

„Bring your own device"

„Bring your own device" („BYOD") ist etwas, auf das sich Chefs heute einstellen müssen. Das bedeutet, dass es für diese Generation eine Selbstverständlichkeit ist private Belange in die Arbeit zu integrieren, dass etwa am Arbeitsplatz private E-Mails abgerufen werden können und schnell einmal auf Facebook nachgeschaut werden kann. Hinter dem Akronym „COPE" verbirgt sich das, in vielen Unternehmen schon eingeführte Konzept „Corporate Owned, Personally Enabled", wobei der Arbeitgeber dem Mitarbeiter zu Arbeitszwecken ein firmeneigenes Smartphone oder PC-Tablet zur Verfügung stellt, mit der ausdrücklichen Erlaubnis, dies auch für private Zwecke nutzen zu dürfen.

„Digital Natives"

Es gibt auch bei der Generation Y einen Aspekt, in dem sich der Vatermord – oder nennen wir es abgeschwächter, eine Entmachtung und Entidealisierung der Väter wiederfindet und stattgefunden hat: Die Angehörigen der Generation Y sind gleichzeitig die sogenannten „Digital Natives", d. h. sie sind die erste Generation, die auf alles im Internet eine Antwort finden konnte. Früher war doch häufig der Vater meinungsbildend, in der BRAVO gab es Dr. Sommer und für die Fragen, die der Vater nicht beantworten konnte, gab es den Lehrer, den Trainer, den Uni-Professor und in der Folge später dann auch den Chef.

Das Primat der väterlichen Meinung hat ausgedient

Die Generation Y hingegen ist die erste Generation, die schon früh über das Internet Zugang zu **verschiedenen** Meinungen und Standpunkten bekam, weshalb sie kritischer ist und weshalb sie mehr mit den Vätern, aber auch mit späteren Chefs, diskutieren will und sie akzeptiert eben nicht nur eine Meinung – „Aus und basta!". Diese Generation findet alle Antworten im Netz und das Primat der väterlichen Meinung – der Vater, der einem die Welt erklärt – hat ausgedient. Wer bei Youtube in die Suchzeile „How to …" eingibt, bekommt nahezu alles erklärt, auch wie man Bären jagt, Feuer macht und ein Zelt baut – ehemals väterliches Primat. YouTube ist für viele Kinder und Jugendliche zum Leitmedium geworden. Doch mehr noch: Diese Generation (wie auch die nachfolgende, als Generation Z bezeichnete Kohorte und die neu diskutierte Generation Alpha, die bereits im Kleinkindalter den Touchscreen eines iPads selbstverständlich bedienen kann), bewegen sich in digitalen Welten, die dem Vater fremd sind (z. B. Online-Computerspiele). Social Media hat andere Regeln sozialer Kommunikation, die den Vätern (aber auch Vorgesetzten und Unternehmens-Vätern) fremd sind und die die Väter und Firmenchefs verunsichern.

Ein ernüchterter „pater digitales"

Ich habe vor einigen Jahren von einem jungen Telekommunikations-Fachmann in unserem Wohnhaus einen neuen Internet-Router installieren lassen und war sehr stolz darüber, dass der junge Mann mir zeigen konnte, wie ich die Uhrzeiten und die tägliche Nutzungsdauer für die diversen PCs, Tablets und Smartphones meiner Kinder ohne große Diskussion einfach festlegen und limitieren konnte, was mich gefühlt zum Herrscher über die digitale Welt („pater digitales") machte. Jahre später erzählten mir meine Kinder beiläufig, dass es genau zwei Stunden gedauert habe, bis sie auf Youtube den entsprechenden Film gefunden hatten, in dem erklärt wurde, wie sich unter Umgehung der Notwendigkeit einer Eingabe des Router-Passwortes, diese Sperren mühelos aufheben ließen.

Sinnsuche, Wertearbeit

Um assoziativ einen sehr weiten Bogen zu schlagen und um wieder einmal bei Freud zu enden, ist es einmal mehr so, dass es in dieser Generation neben der „Entmachtung" der Autorität der Väter/Chefs auch eine Sehnsucht gibt: Es ist bei dieser Generation eine auffällige Sinn-Suche erkennbar, „Für was stehe ich?". Sie engagiert sich auffallend oft in sozialen Projekten, für sogenannte „Wertearbeit", was den großen, sicherlich unerwarteten Boom des Freiwilligen Sozialen Jahres erklärt oder von „Work and Travel", d. h., sich nach dem Abschluss erst einmal in Afrika in einem SOS-Kinderdorf zu engagieren. Auch hier muss die Väter-/Chef-Generation umdenken, indem früher ein CV stromlinienförmig, lückenlos und stringent einer bestimmten Karriereplanung oder „Sinnhaftigkeit" folgen musste. Heute gilt es, als Vorgesetzter über die Lebensläufe dieser Generation mit „Auszeiten" und über, nicht mit dem kapitalistischen Wirtschaftsgedanken in Einklang stehenden sozialen Engagements, nicht mehr die Nase zu rümpfen, sondern dies als ein Charakteristikum und etwas Wertvolles der Generation Y anzuerkennen.

Anmerkungen für die psychotherapeutische Gemeinde

Zum Abschluss noch zwei eher fachspezifische Anmerkungen: Diesen Besonderheiten der Generation Y (und auch nachfolgender Kohorten) gilt es aus meiner Sicht auch bei der Konzeption und Ausrichtung psychotherapeutischer Ausbildungs-Curricula Rechenschaft zu tragen. (Wir haben gehört, dass dies sogar im Bereich des Profifußballs schon geschieht.) Trotz aller formalen Vorgaben der Kammern in den Weitebildungsordnungen, findet sich in der Vermittlung der Weiterbildungsinhalte an vielen Ausbildungsinstituten noch viel „Muff von 1000 Jahren". Abschließend noch eine Frage in die psychoanalytische Landschaft: Muss unter all diesen Veränderungen in der tiefenpsychologischen/psychoanalytische Theorie und Praxis „väterliche" Gegenübertragung unter Umständen auch neu definiert werden? Muss im Bereich der Psychoanalyse neu diskutiert werden, was Vater-Sohn-Übertragung beinhaltet, wie diese sich heute präsentiert, was deren Charakteristika sind und ob ein (älterer) männlicher Analytiker und ein (jüngerer) männlicher Patient heute noch dasselbe übertragen wie zu Sigmunds Zeiten?

Teil II

Vater-Sohn-Geschichten und –Fallbeispiele

10

Fallbeispiele

Inhaltsverzeichnis

10.1 Einführung

Im zweiten Teil des Buches erwarten Sie Fallbeispiele aus 22 Jahren eigener psychotherapeutischer Praxis, in denen sich „Konzentrate" an Vater-Sohn-Geschichten und „Klassiker" herauskristallisiert haben. Die Analyse und Interpretation der Fallgeschichten erfolgt hierbei unter tiefenpsychologischer/psychoanalytischer Betrachtungsweise, weshalb der Schwerpunkt daher vor allem auf den unbewusst ablaufenden Prozessen liegen soll.

Was muss ich mir darunter vorstellen? Die Psychoanalyse und deren kleine Schwester, die tiefenpsychologisch fundierte Psychotherapie, gehen davon aus, dass seelischen Problemen und Krankheitssymptomen eine „unbewusste Software" zugrunde liegt. Aufgrund der Erlebnisse und Erfahrungen im

© Springer-Verlag GmbH Deutschland, ein Teil von Springer Nature 2020
A. Cherdron, *Väter und ihre Söhne*, https://doi.org/10.1007/978-3-662-60363-5_10

Leben (vor allem während Kindheit und Jugend) schreibt der Mensch sich unbewusst zahlreiche „Software-Module". Diese regeln etwa den späteren Umgang mit Anderen, den eigenen Selbstwert, den Umgang mit Schuld und Aggressionen und die Sicherheit mit der eigenen Identität. Mit diesen individuellen Software-Modulen läuft der Mensch durch sein weiteres Leben. Durch aktuelle Lebensereignisse – etwa eine neue Partnerschaft, die Geburt eigener Kinder, Veränderungen im Berufsleben, Verlusterlebnisse, kränkende oder traumatische Ereignisse – können unbewusst alte Software-Module „hochgebootet" werden. Dieser Rückgriff auf alte Software-Module ist häufig ein unzureichender oder unglücklicher Lösungsversuch, da die dadurch unbewusst initiierten Prozesse zu seelischem Leid oder sogar seelischer Erkrankung führen können. Die Psychoanalyse geht davon aus, dass es kein Zufall ist oder rein genetisch festgeschrieben, ob ein Mensch eine Depression, eine Angststörung, quälende Selbstzweifel, Schuldgefühle oder psychosomatische Symptome entwickelt. Der Psychoanalytiker versucht daher zusammen mit dem Patienten ein Verständnis dafür zu bekommen, woher die aktuelle Symptomatik kommt und möchte deren „Sinnhaftigkeit" begreifen können. Patient und Therapeut wollen also gemeinsam herausfinden, welche unbewussten Mechanismen der aktuellen Problematik zugrunde liegen, wie die „Software" hinter dem Problem oder dem Leiden aussieht, warum und in welcher Zeit diese auf der inneren Festplatte festgeschrieben wurde und wie sie funktioniert. Dieses Verstehen und Begreifen gleicht ein wenig der Arbeit eines Archäologen oder Detektivs, der mit der Zeit ein Mosaik zusammensetzt und so begreifen kann, woher die Probleme und Schwierigkeiten kommen. Durch diese Bewusstmachung im Rahmen der Therapie wird der Patient wieder „Herr im eigenen Haus", wie Sigmund Freud es formuliert hat. Er kann alte Software-Programme, die bisher entweder unbemerkt in ihm geschlummert haben oder die immer wieder automatisch „hochgebootet" wurden, auf der inneren Festplatte löschen oder durch eine modernere, zeitgemäßere Software ersetzen, sodass er nicht mehr in unter Umständen wiederkehrende Probleme gerät oder eine ihn im Leben einengende Symptomatik oder seelisches Leid entwickeln muss. Es wird – so Sigmund Freud – wieder klar, „wer Reiter und wer Ross" ist, der Patient hält wieder „die Zügel in der Hand" und muss seinen Problemen nicht mehr fassungslos und ohnmächtig gegenüberstehen. Seien Sie versichert, dass seelisches Leid den Menschen wie kaum eine andere Erkrankung in seiner Erlebnisfähigkeit und seiner Lebensfreude einengt.

In der Psychoanalyse und der tiefenpsychologisch fundierten Psychotherapie geht es jedoch nicht nur um das Verstehen, das „kognitive Erfassen". Es gibt den etwas schwieriger beschreibbaren Prozess, in dem „der Verstand in den Bauch rutschen" muss, damit Veränderungen wirksam werden können. Dies geschieht häufig dadurch, dass in den beiden genannten Therapieverfahren der Beziehung zur Therapeutin oder zum Therapeuten eine besondere Rolle zukommt, weshalb die Beziehung zwischen Therapeut und Patient auch betrachtet und bearbeitet wird. Dies, weil der Patient frühere Erfahrungen und gewohnte Reaktions- und Handlungsweisen häufig auch auf den Therapeuten „überträgt". Der Psychoanalytiker ist um eine gleichbleibend freundliche, authentisch zugewandte und an der Geschichte des Patienten interessierte Grundhaltung bemüht. Umso mehr wird ihm auffallen und wird er darauf achten, wenn der Patient in der Stunde beispielsweise unerklärlich schweigsam oder ärgerlich erscheint, der Patient sich offensichtlich gekränkt fühlt oder dem Analytiker Gedanken unterstellt, die nicht mit dem Empfinden des Analytikers übereinstimmen. Ein Beispiel wäre, wenn der Patient mit spürbarer Verärgerung das Gefühl hat, der Analytiker wäre von seinen Erzählungen „auch" gelangweilt, würde sich nicht wirklich für sein Leid interessieren (wie er es mit seinem Vater in der Kindheit real erlebt hat), der Analytiker im Gegenteil jedoch sehr aufmerksam, betroffen und erschrocken über die Kindheitsschilderungen des Patienten war.

Nun jedoch genug der theoretischen Vorbemerkungen. Die nachfolgenden Fallgeschichten sind übereinander gelegte „Overhead-Folien", d. h. Verdichtungen zahlreicher, typischer Patientengeschichten, die jeweils um dieselbe Thematik kreisen. Dies dient auch dazu, die Anonymität meiner Patienten wahren zu können, sodass – wie es im Abspann von Filmen oft heißt – Ähnlichkeiten mit lebenden Personen rein zufällig wären. Ich habe mit den folgenden Fallgeschichten bewusst auch einige Beispiele ausgesucht, in denen Väter erstmals bei Eintritt der Vaterschaft mit einem Sohn in eine Krise gerieten und sich in diesem Zusammenhang an mich gewandt haben.

10.2 Fallgeschichte 1: „Wer hat von meinem Tellerchen gegessen?"

Matthias kam, damals 31-jährig, zu mir und berichtete, „völlig verzweifelt und zerrissen" zu sein und über seine derzeitige Situation häufig auch heimlich weinen zu müssen. Er habe vor vier Jahren geheiratet, vor drei Jahren sei der gemeinsame Sohn als Wunschkind zur Welt gekommen. Kurz nach der Geburt habe er heftigste Magenschmerzen entwickelt, es sei wie ein „Brennen" im Magen. Auch habe er klassische Symptome einer Prostataentzündung gehabt, mit häufigem Harndrang und der Angst, sich „in die Hose zu machen". Am schlimmsten sei jedoch, dass er keine echte emotionale

Beziehung zu seinem Sohn aufbauen könne, es sei, als wenn eine Wand zwischen ihnen beiden stünde. Er sei auch oft reizbar, ungehalten und seinem Sohn regelrecht aggressiv gegenüber, was ihm häufig in diesen Situationen gar nicht bewusst sei. Wenn seine Frau hier einschreite, würde er einerseits erschrecken, andererseits würde er sich für sein Verhalten fürchterlich schämen. Ein Jahr nach der Geburt ging er eine außereheliche Beziehung mit einer anderen Frau ein, die über zwei Jahre unbemerkt blieb. Vor acht Wochen sei diese Beziehung bekannt geworden. Er sei daraufhin für zwei Wochen zu seiner Mutter gezogen, um jetzt allerdings wieder zu seiner Familie zurückgekehrt zu sein. Er könne kaum noch schlafen, sei dadurch auf der Arbeit unkonzentriert, könne sich für keine der beiden Frauen entscheiden und habe schreckliche Schuldgefühle seinem Sohn gegenüber. Auch befände er sich in einem großen Zwiespalt, da er seit seiner Kindheit an Gott glaube und ja streng genommen ein Ehebrecher sei.

Matthias kam ungeplant und unehelich zur Welt. Sein leiblicher Vater habe sich nie für ihn interessiert, er kenne dessen Namen nur von Schriftstücken des Familiengerichts in Zusammenhang mit den zumeist säumigen Unterhaltszahlungen. Die Mutter befand sich bei der Geburt noch in der Ausbildung und Matthias wuchs in seinen ersten drei Lebensjahren zusammen mit der Mutter im Haushalt der unterkühlten, wenig herzlichen Großmutter auf. Im vierten Lebensjahr lernte die Mutter Matthias' späteren Stiefvater kennen und die Familie bezog kurze Zeit später eine eigene Wohnung. Zwei Jahre später kam Matthias' fünf Jahre jüngerer Halbbruder zur Welt, in welchem Zusammenhang Matthias wieder nachts einnässte. Hatte er seinen Stiefvater, der ihn zwischenzeitlich adoptiert hatte, immer als mürrisch, desinteressiert und leidenschaftslos erlebt, war dieser nach der Geburt seines leiblichen Sohnes nicht mehr wiederzuerkennen. Nicht nur, dass er diesen Sohn eindeutig bevorzugte, ihm mehr Zeit widmete, sich deutlich toleranter zeigte – Matthias fühlte sich nachfolgend wie „das Aschenputtel" in der Familie, indem ihm, als Älterem, unangenehme Pflichten und Aufgaben aufgebürdet wurden. Oft fühlte sich Matthias als Außenstehender, „abgeschrieben" und wertlos. Seine Mutter, die im Schichtdienst arbeitete und wesentlich zum Familieneinkommen beitragen musste, erkannte die Traurigkeit und Verzweiflung ihres erstgeborenen Sohnes. Sie schaute „des lieben Friedens willens" und da ihr Ehemann zu lautstarken Ausbrüchen neigte, jedoch zumeist nur stillschweigend zu.

Besondere Bedeutung in Matthias' Leben hatte sein Handballtrainer, in dessen Mannschaft er vom achten bis zum 14. Lebensjahr spielte. Zu diesem hatte er eine besondere Beziehung und hier konnte er sich gelegentlich auch einmal ausweinen. Von seinen Eltern war er in den Ferien aus „verlogener

Bequemlichkeit" oft auf Kirchenfreizeiten geschickt worden, hier habe er erfahren können, welche Kraft und welchen Halt ihm der Glaube und die Gemeinschaft geben konnten. Auch habe er im Gemeindepfarrer eine weitere tolerante, verständnisvolle und fördernde Instanz kennengelernt, weshalb er sich über viele Jahre in der Gemeinde engagierte und wo er im Alter von 16 Jahren auch seine spätere Ehefrau und Mutter des gemeinsamen Sohnes, kennenlernte. Mit Beginn der außerehelichen Beziehung habe er seine regelmäßigen Abendgebete zu Gott aus Schuld und Scham eingestellt.

Seine Frau, Krankenschwester von Beruf, sei warmherzig und liebenswert und so, „wie er sich eine Mutter immer gewünscht habe". Er könne seine innere Gefühlswelt gar nicht verstehen, warum er einerseits ein sehnsüchtiges Verlangen nach seiner Freundin habe, sich andererseits mit seiner Frau doch immer gut verstanden habe, sich mit dieser immer sehnsüchtig eine eigene Familie gewünscht habe und warum er seinem Sohn gegenüber so empfinde.

Was hat sich im Unbewussten von Matthias möglicherweise abgespielt, welche Software wurde bei ihm „hochgebootet"?

Rein faktisch könnte man sagen, Matthias ist ein verantwortungsloser Vater, der sich seinen ehelichen und väterlichen Pflichten entzieht und über zwei Jahre fremdgeht. Jetzt, wo das Ganze aufgeflogen ist, bekommt er „das große Heulen" und der Psychotherapeut soll ihm nun dabei helfen, „seine Hände in Unschuld waschen" zu können. Ich denke, Sie würden aber auch unterschreiben, dass Matthias, der ungeplant zur Welt kam und hiernach ohne jeglichen Kontakt zu seinem leiblichen Vater von seiner eher kalten Großmutter versorgt wurde, emotional verarmt aufwuchs und dass seine Wünsche, sich angenommen zu fühlen, seine Wünsche nach Wärme und Wertschätzung, durch die überwiegende Abwesenheit der Mutter, die Persönlichkeit der Großmutter und den desinteressierten, offensichtlich mit zweierlei Maß messenden Stiefvater, nie befriedigt wurden. Bei Matthias besteht somit ein unbewusster „Vater-Hunger", wie auch eine Sehnsucht nach mütterlicher Zuwendung und Umsorgung. Die Geburt und die stiefväterliche Bevorzugung des jüngeren Bruders haben ihm mit Sicherheit eine weitere „Wunde" zugefügt und es erscheint wahrscheinlich, dass Matthias zeitlebens ein unbewusstes Päckchen Wut auf seinen kleineren Bruder in sich trägt.

Eine „schwierige Kindheit" hat im späteren Leben nicht notwendigerweise seelisches Leid oder gar eine seelische Erkrankung zur Folge. In psychotherapeutischen Studien ist aber belegt, dass hierfür ein entscheidender Faktor ist, ob es in der Kindheit und im späteren Leben „gute Inseln" gab, die Wunden oder Defizite aus der frühen Kindheit auffangen und „kompensieren" können. In Matthias' Fall zum Beispiel konnten seine Wünsche und „Wunden" später und bisher aufgefangen werden: Der liebevolle Handballtrainer, der ihn „unter seine Fittiche" nahm, ist eine solche „gute Insel". Seine starke Bindung an die Kirchengemeinde, und positiv väterlich besetzte Instanzen wie der Gemeindepfarrer (und nicht zuletzt Gott), halfen ihm auf seinem Lebensweg. In seiner Frau, die er ebenfalls in diesem Umfeld kennenlernte, fand er eine liebevolle, warmherzige Frau, „wie er sich eine Mutter immer gewünscht hat". Soweit, so gut.

Die Psychoanalyse spricht von der „Reaktualisierung eines Grundkonfliktes". Dies meint, dass sich auf dem weiteren Lebensweg unbewusste Koordinaten einstellen können, die alte Wunden, alten „Hunger" oder alte Konflikte „reaktualisieren" und von der Festplatte wieder „hochbooten" können. Mit der Geburt des gemeinsamen Sohnes brachen in Matthias solche alte Wunden wieder auf: Er beneidet seinen Sohn unbewusst um dessen Zuwendung und Versorgung durch die Ehefrau („Alles drehte sich nur noch um ihn.") und er hatte das Gefühl, selbst nicht mehr ausreichend (mütterlich) umsorgt zu werden. Erinnern Sie noch, welche körperlichen Symptome Matthias nach der Geburt entwickelte? Richtig, er entwickelte zum einen Magenschmerzen, die sich wie ein „Brennen" anfühlten. Es ist bekannt, dass kleine Kinder, wenn sie traurig sind, sich unwohl fühlen, angeben, „Bauchschmerzen" zu haben und die Psychoanalyse würde Matthias' Bauchschmerzen als „Regression" deuten („Bäuchlein tut weh") und dass die Magenschmerzen symbolisch sein Gefühl ausdrücken, dass das „Bäuchlein leer" ist. Er „überträgt" (wie die Psychoanalyse es nennt) unbewusst die seinerzeitige Geburt des kleineren Bruders (nach der er real zurückgesetzt und benachteiligt wurde) auf die Geburt seines Sohnes, indem er wieder das Gefühl hat, nunmehr „leer" auszugehen. Schon damals bei der Geburt des Bruders begann er nachts wieder einzunässen und den Psychoanalytiker wundert es daher nicht, dass er nach der Geburt seines Sohnes eine Prostataentzündung mit vermehrtem Harndrang und dem hartnäckigen Gefühl „in die Hose machen zu müssen" entwickelt. Dieses „Somatisierungen", wie die Psychoanalyse es nennt, sind nach psychoanalytischem Verständnis eine „Regression", um diesen psychoanalytischen Begriff anhand eines Beispiels zu erläutern. Matthias fühlt sich also unbewusst in Konkurrenz mit seinem Sohn, fühlt sich zurückgeworfen in seine, von Entbehrung und Mangelversorgung geprägte Kindheit und dies erklärt die Wutgefühle und aggressiven Impulse seinem Sohn gegenüber, die teilweise so heftig sind, dass seine Ehefrau einschreiten muss. Das Schlimme ist, dass ihm der Ursprung dieser Neid- und Wutgefühle nicht bewusst ist und dass diese in ihm nur Erschrecken, Scham und Schuldgefühle freisetzen – stehen diese doch im krassen Gegensatz und Konflikt zu seinem Wunsch, seinem Sohn ein guter Vater zu sein und diesem Erlebnisse und Erfahrungen, die er selber mit seinen beiden Vätern machen musste, ersparen zu wollen.

Die „Wand", die Matthias zwischen sich und seinem Sohn fühlt, ist ein Schutzmechanismus der Seele, da es ja besser ist **keine** Beziehung zu seinem Sohn zu spüren, als die „hochgebooteten" kindlichen Neid- und Rachegefühle diesem gegenüber auszuleben.

Matthias ist seit der Geburt des Sohnes natürlich auch wütend auf seine Frau – fühlt er sich doch (wie es in seiner Kindheit ja auch real war) zurückgesetzt („Alles dreht sich nur noch um den Kleinen."). Zu diesem Zeitpunkt („Ich weiß auch nicht, wie es geschah.") ging er die außereheliche Beziehung ein. In dieser konnte er sich als „die Nr. 1" fühlen, mit ungeteilter Aufmerksamkeit und Liebe und so wundert es nicht, dass seine Magenbeschwerden und die Symptome der Prostataentzündung schlagartig verschwanden. Auch machte die außereheliche Beziehung Sinn, indem er so seinem Sohn die Mutter ganz überlassen konnte. Dies geschah aber auf Kosten von daraus resultierenden Schuldgefühlen darüber, ein untreuer Ehemann und Familienvater zu sein und letztlich auch Gott enttäuscht und erzürnt zu haben. Die Psychoanalyse würde das Arrangement mit der außerehelichen Beziehung als eine „neurotische Konfliktlösung" beschreiben, die nicht wirklich gut und dauerhaft hilfreich sein kann, die aber doch Schlimmeres (Gewaltdurchbrüche, Verlassen der Familie) verhindert hat. Als das unbewusste Arrangement durch Bekanntwerden der außerehelichen Beziehung zerplatzt, verzweifelt Matthias völlig, flüchtet erstaunlicherweise für einige Wochen zu seiner Mutter und sucht dann psychotherapeutische Hilfe auf.

Wie konnte Psychotherapie im vorliegenden Fall helfen?

Matthias war in den ersten Stunden völlig beschämt, schaute zermürbt und gequält auf den Boden des Behandlungszimmers und wagte es anfänglich kaum, mir in die Augen zu sehen – er befürchtete ganz offensichtlich, dass ich ihn für seine Gefühle und die Ereignisse verurteilen würde.

Psychotherapeuten sollten nie Gott spielen, ich habe Matthias jedoch zunächst einmal von seinem, vom sechsten Gebot geprägten und ihn sehr quälenden Über-Ich entlastet, indem ich ihm sagte, er solle bitte nicht so streng mit sich sein und dass er meiner Meinung nach im Kern mit Sicherheit kein schlechter Mensch und ein guter Vater und Ehemann sei. Ich habe auch meine Gedanken geäußert, dass es irgendeine unbewusste Software geben müsse, die ihm seine Gefühle und seine Symptome beschert. Langsam begriff er, dass ich kein „Richter" bin und als väterlich/männlicher Therapeut eher in die Kategorie des Handballtrainers und des Gemeindepfarrers einzuordnen war, ihm also interessiert und wohlwollend gegenüberstand. Nachfolgend wurde ihm im Zuge der Beleuchtung seiner Biografie erlebbar und begreifbar, wie die Erlebnisse in seiner Kindheit aktuell seine Vaterschaft beeinflussen und wie er alte Neid- und Wutgefühle, die eigentlich seinem kleinen Bruder gelten, auf seinen Sohn übertrug. Auch wurde ihm deutlich, dass sich seine Frau in Schwangerschaft und Stillzeit nicht absichtlich von ihm abgewandt hatte und dass er nicht zur „Nebensächlichkeit" geworden war. „Jedes Ding hat seine Zeit" – der (von William Shakespeare so abgewandelte Bibelspruch) – wurde ihm begreifbar, indem kleine Kinder für die Väter eben eine Zeitlang Zurücksetzung und Verzicht bedeuten (z. B. auch auf Sexualität) und dass es gilt, diese Phase in den richtigen Bezugsrahmen zu setzen.

Es hat ein knappes Jahr psychotherapeutische Arbeit gebraucht, bis „der Verstand in den Bauch gerutscht" war und Matthias sich mit Freude und „lebendig" mit seinem Sohn beschäftigen konnte und ihm bewusst wurde, was seine Frau doch für ein großer Schatz ist und wie diese seine zeitlebende Bedürftigkeit mit Verlässlichkeit und Liebe aufgefangen hatte. Nachdem die schwere Depression, mit der er zu mir kam, gewichen war, wurde erkennbar, was für ein wundervoller Vater und liebenswerter Mensch Matthias ist. Ich traf ihn einige Jahre später zufällig in der Stadt und er berichtete mir freudestrahlend, dass er und seine Frau vor zwei Jahren noch ein weiteres Kind, eine Tochter, zur Welt gebracht hätten und dass es ihm sehr gut ginge.

10.3 Fallgeschichte 2: „Zwischenstufen – fehlende Sprossen auf der väterlichen Leiter"

Christian kam mit 34 Jahren zu mir in die Praxis. Er war Gitarrist in einer Band, deren Musik mir immer gut gefiel, die er jedoch vor zwei Jahren verlassen hatte, um sich Solo-Projekten widmen zu können. Das Gespräch in meiner Praxis eröffnete er wie folgt: „Ich habe in der letzten Zeit meine Gefühlswelt nicht mehr unter Kontrolle, bin freudlos und grüblerisch. Ich komme morgens nicht aus dem Bett, frage mich häufig, wie es weitergeht, fühle mich fremdbestimmt und nicht mehr als ‚Herr meiner Selbst'. Das alles macht mir große Angst und trat verstärkt auf, seit ich vor einem Jahr Vater meines Sohnes geworden bin. Aber auch schon während der Schwangerschaft hatte ich das Gefühl, mir und meiner Frau noch einmal etwas beweisen zu müssen, bin damals aus meiner langjährigen und erfolgreichen Band ausgestiegen, um Solo-Projekte verfolgen zu können. Im Kontakt mit meinem Sohn habe ich einen regelrechten Kontrollzwang. Ich weiß streng genommen, dass ich ein guter Vater bin. Ich will meinem Sohn gegenüber aber alles richtig machen, er soll sich wohlfühlen und ich überprüfe ständig, wie er auf mich reagiert und ob er mich wohl noch liebt. Meine Frau kenne ich seit dem Abitur, sie ist optimistisch, humorvoll und eine patente Frau und wir gelten in unserem Umfeld als ‚Ideal-Paar'. Geheiratet haben wir erst vor drei Jahren, im Zuge des aufkommenden Kinderwunsches. Seit ich verheiratet und Vater bin, habe ich aber das unbestimmte Gefühl, dass bald irgendetwas passieren wird und dass insbesondere unsere Freunde schon ahnen, dass mit mir und mit uns als Familie etwas nicht in Ordnung ist. Ich bin in mir gefangen und zweifle an mir selbst. Dadurch fühle ich mich auch meiner Frau immer unterlegener und habe das Gefühl, dass sie zunehmend das Zepter in die Hand nimmt."

Christian berichtet von seinem sechs Jahre älteren Bruder, zu dem er immer aufgeschaut habe. Dieser habe erfolgreich eine eigene Firma gegründet, die jedoch vor einigen Jahren in eine finanzielle Schieflage geriet, was durch Finanzspritzen der schwiegerelterlichen Familie aufgefangen wurde. Christian habe seinem Bruder oft nachgeeifert, dieser sei immer das große Vorbild gewesen. Mit der Geburt seines eigenen Sohnes habe er aber gespürt, dass er sich nun endlich einmal emanzipieren und den Bruder als Vorbild ablegen müsse. Der gemeinsame Vater suizidierte sich vor acht Jahren durch Erhängen. Er war Oberstleutnant der Luftwaffe, seine Tätigkeit als Kampfjet-Pilot musste er wegen einer zunehmenden Alkoholabhängigkeit jedoch aufgeben („Das wurde zunächst gedeckt, bis es nicht mehr ging.") und er wurde fluguntauglich geschrieben. Später bewarb er sich noch einmal für einen Auslandseinsatz am Boden, den er jedoch überfordert abbrach, um sich hiernach vorzeitig in den Ruhestand versetzen zu lassen. Der Bruder des Vaters war ebenfalls mit hohem Dienstgrad bei der Bundeswehr tätig. Nach der Pensionierung hätten sich beide Brüder ausschließlich mit der Vergangenheit, vornehmlich dem verlorengegangenen Gut in Ost-Preußen beschäftigt. Christians Großvater hatte als Offizier die einzige Tochter eines Gutsbesitzers geheiratet und wurde so, bis zur Flucht 1945, zum Gutsherren, da dessen beide Söhne kurz nach Kriegsbeginn gefallen waren.

Christian berichtete von seinem Stolz auf den Vater, besonders, wenn er diesen in Uniform erinnert. Er sei ein humorvoller, bei Kameraden und im Freundeskreis beliebter Mann gewesen, der es – gemeinsam mit der Mutter – vortrefflich verstand, etwa im Golfclub oder bei privaten Einladungen, eine äußere Fassade aufrecht zu erhalten. Christian erinnert schmerzhaft Szenen, in denen er in seiner Kindheit mitbekam, wie hinter dem Rücken des Vaters über dessen Alkoholkrankheit (und wohl auch Depression) gelästert wurde. Der Vater habe jedoch nie etwas gegen seine Sucht unternommen. Die Mutter habe Christian und seinen Bruder zunehmend gegen den Vater aufgehetzt und es sei irgendwann an der Tagesordnung gewesen, auf diesem „herumzuhacken". Nach dem Auszug seines Bruders hatte Christian den engsten Kontakt zum Vater und dieser habe ihm leidgetan. Der Vater habe jedoch, außer in den alten Zeiten zu schwelgen, nichts mehr wirklich mit seinem Leben anfangen können und habe sich wohl daher im Zuge einer Lebensbilanz erhängt. Die Mutter sei eine starke Frau gewesen, die gerne im Mittelpunkt gestanden habe und innerhalb der Ehe zunehmend dominanter wurde.

Christian wuchs in kleinstädtischer Gegend auf. Aufgrund seiner außergewöhnlichen Musikalität besuchte er vom 11.–15. Lebensjahr ein renommiertes Musikinternat, das 200 Kilometer von seinem Wohnort entfernt lag. Der unverheiratete, streng protestantische, mit wenigen Gefühlsregungen ausgestatteter Leiter dieses international bekannten Internats prägte das Leben von Christian entscheidend. Er nahm Christian zwar „unter seine Fittiche", setzte hohes Vertrauen in ihn, machte ihn beispielsweise zum Stimmführer und übertrug ihm kleinere Solo-Partien. Dessen Strenge führte bei Christian allerdings zur Ausbildung eines hohen Perfektionsdenkens, in Kombination mit der Angst, von Lehrern und Autoritätspersonen (wie später z. B. vom Lead-Sänger und Chef seiner Band) nicht geliebt und wertgeschätzt zu werden. Nach dem Abitur studierte Christian Musik, auf Grund zunehmenden Erfolgs seiner Band und den erforderlichen Tourneen brach er das Studium jedoch bald ab. Die Band um den charismatischen, allerdings auch dominanten Sänger herum, sei „wie eine Familie" gewesen und man habe gute Zeiten gehabt. Im Vorfeld der Heirat und des Kinderwunsches habe er jedoch das Gefühl gehabt „sich und seiner Umwelt noch einmal etwas beweisen zu müssen", sei aus der Band ausgestiegen und habe sich Solo-Projekten gewidmet.

Was ist im inneren Seelenleben Christians los? Warum hat er im Vorfeld seiner Heirat und seines Kinderwunsches das Gefühl, es allen noch einmal beweisen zu müssen? Warum ist er nach der Geburt seines Sohnes völlig auf den Gedanken fixiert, seinem Sohn gegenüber „alles richtig" machen zu wollen, bezweifelt ständig, dass dieser ihn noch liebe und warum hat er nunmehr das Gefühl, dass sich sein Leben wandeln und dass am Horizont dunkle Wolken aufziehen werden?

Kennen Sie Arthur Millers Buch „Tod eines Handlungsreisenden" oder die Verfilmung des Buches durch Volker Schlöndorf? Hier stehen die Enttäuschung der beiden Söhne, die schmerzhafte Entidealisierung des Vaters und dessen Scheitern – und dessen Suizidalität – im Kern des Dramas und das Buch hätte auch für Christian geschrieben sein können. Betrachtet man die Lebenswege und Persönlichkeiten Christians männlicher Familienmitglieder, so handelt es sich fast durchgängig um Männer, die „mehr Schein als Sein" an den Tag gelegt haben, allesamt in ihrem Leben in Krisen geraten sind und die Größe oder den Weg aus einer Krise nur durch eine starke Frau an ihrer Seite oder schwiegerelterliches Vermögen gefunden haben. Christian war nachvollziehbar stolz auf seinen Piloten-Vater in Uniform. Die Enttäuschung über die zunehmende Fassade, dessen Scheitern am und im Leben und letztlich auch

der väterliche Suizid sind für ihn jedoch so schmerzhaft, dass er dies zu Anfang der Behandlung ausblenden muss. Auch Christians idealisierter Bruder
und „Leitwolf" geriet ja nach anfänglicher beruflicher Größe in eine Krise, aus
der ihn nur schwiegerelterliches Geld befreien konnte und schon auf der
großväterlichen Ebene findet sich eine Kränkung und das Thema der nur an-
geheirateten Größe. Die männliche Identität der männlichen Familienmitglieder erscheint somit ein bisschen wie eine Uniform, von der, wenn sie (im
Rahmen von Lebensveränderung) porös wird, nichts „Innerliches und Stabiles" übrig bleibt. Die männlichen Mitglieder seiner Familie bleiben daher in
der Tat auf starke Frauen angewiesen. Hierin liegt jedoch dann das Drama,
weil durch die Abhängigkeiten und diese Unterordnung die männliche Selbst-
wert-Problematik weiter verstärkt wird. Es gibt kaum etwas Schmerzhafteres
in einem Jungen-Leben als die Entidealisierung des eigenen Vaters. Wie im
ersten Teil des Buches erwähnt, wollen Söhne sich in der väterlichen Größe
sonnen können, ein Stück davon für ihre eigene männliche Identität verinnerlichen können. Christian konnte dies, kann er doch Gutsbesitzer, Kampf-
jet-Piloten und Firmenchefs in seiner männlichen Linie nachweisen. Sein
Problem ist jedoch, dass diese Erfolge und die Identitäten „brüchig" sind und
das auf die Höhenflüge stets „Schlitterpartien" und „Abstürze" folgten. Männlichkeit ist nie perfekt und ich hatte vorher geschrieben, dass es reicht, als
Vater „ausreichend perfekt" zu sein. Im Fall von Christian fällt es jedoch
schwer, sich an **einem** väterlich-männlichen Bild festhalten zu können – mit
welchem Vater-Bild soll er sich identifizieren?

Als unzweifelhaft hat er jedoch abgespeichert, dass in einem Männerleben,
je länger man verheiratet ist, die Ehefrau zunehmend mehr Einfluss und
Macht gewinnt und dass diese zur eigentlich stabilen Säule in der Ehe wird.
Aus diesem Grund konnte Christian auch, solange er unverheiratet war, sein
Leben genießen und war frei von Ängsten. Er blickte auf eine langjährige,
sehr gute Beziehung zu seiner humorvollen und „patenten" Frau und beide
wollten aus gemeinsamer Überzeugung nach 14 Jahren heiraten und ein gemeinsames Kind bekommen. In dem Moment, wo er seine Frau heiratet und
Vater wird, werden in ihm jedoch die verinnerlichten Bilder der Lebensgeschichten seiner männlichen Identifikationsfiguren „hochgebootet" und er
befürchtet unbewusst, nunmehr auch an Eigenständigkeit, Selbstbestimmt-
heit und Selbstwert zu verlieren und befürchtet in letzter Konsequenz, dass
sein Leben so enden wird, wie das seines Vaters. Der Suizid des eigenen Vaters
gehört zu den traumatischsten Ereignissen, die einen in einem Sohn-Leben
ereilen können. Ernest Hemingway hat sich dieses eigene Trauma, vor allem
in seinen Kurzgeschichten, „von der Seele geschrieben". Bei Christian dauerte
es in der Behandlung sehr lange, bis wir uns diesem Punkt nähern konnten.

Für Christian waren Heirat und Vaterschaft somit mit der Angst verbunden, so zu werden wie sein Vater und seinen Sohn als Vorbild ebenso zu enttäuschen. Daher war er auch permanent verunsichert, ob ihn sein Sohn noch liebe oder ob sich in der Beziehung zwischen ihnen beiden etwas verändert habe. Da er ferner befürchtete, als verheirateter Mann nunmehr „untergebuttert" zu werden, verspürte er den Drang, sich und seiner Umwelt „noch einmal etwas beweisen" zu müssen.

Dies ist aber nur eine Seite von Christians Dilemma, denn er hatte ja noch einen anderen prägenden Vater, nämlich den in der Zeit des Musikinternats: Im Kontrast zu seinen männlichen Familienmitgliedern handelt es sich bei dem Internatsleiter und bekannten Dirigenten um einen zielstrebigen, erfolgreichen Mann, der nebenbei unverheiratet war (also keine Frau als „Lebensstütze" brauchte). Dieser verlangte seinen „Söhnen" zwar alles ab, erhob Christian aber zum Stimmführer und besetzte Solo-Partien mit ihm, was eine große Auszeichnung war. Christian hat in diesem Mann sicherlich ein anderes, zweifelsohne „stabiles" Vater-Vorbild gefunden, das jedoch auch Spuren in seiner Seele hinterlassen hat, nämlich ein übersteigertes Leistungsideal, eine Angst vor Versagen und Strafe und eine Angst vor Obrigkeiten. Christians Dilemma ist somit, dass ihm unter seinen verinnerlichten Bildern von Männlichkeit Zwischenstufen „normaler" männlicher Lebenswege fehlen. Der eine Vater war zu schwach und gebrochen in seiner Identität, der andere hatte „zu viel" an Struktur und Prägung, war zu streng und machte ihm daher innerlich ebenfalls Angst.

Es wird sicher einleuchten, dass Christian „mit ein paar guten Ratschlägen" nicht geholfen sein würde, da ein tief sitzendes Störungsmuster im Bereich der männlichen Identität vorlag, dass zudem zu einer depressiven Symptomatik geführt hat. Die Psychotherapie mit Christian hat zweieinhalb Jahre gedauert. Dies, da durch seine Konzert-Tätigkeit nicht immer eine Regelmäßigkeit gewährleistet war, zum anderen aber auch, weil sie ein Beispiel dafür ist, dass die Seele manchmal einfach Zeit braucht. Natürlich ging es darum, dass Christian begreifen konnte, dass das Leben seines Vaters nicht **sein** Leben ist, dass er sich beispielsweise in einer ganz anders gelagerten Ehe befindet und dass er – im Unterschied zu seinem Vater – sein Leben so eingerichtet hat, dass sein Selbstwert und seine männliche Identität auf mehreren Pfeilern (beispielsweise nicht nur auf einer Uniform) ruhen. Christian hat in den Behandlungsstunden auch immer ein bisschen getestet, wie stabil ich bin, ob ich verlässlich und klar wie sein früherer Internatsleiter bin und ob ich außerhalb der Praxis (wenn ich den „Arztkittel" abgestreift habe) auch noch etwas mit meinem Leben anfangen kann. Seine diesbezüglichen Fantasien konnten wir besprechen. Ich habe bei Christian angestrebt, ein „hinreichend perfekter" Therapeut zu sein – ein Therapeut, der sich seiner Sache zwar sicher, der aber nicht allwissend oder perfekt ist und der hierin jederzeit sicher im Sattel sitzt. Christian ist, wie Sigmund Freud es ausgedrückt hat, durch die Psychotherapie wieder „Herr im eigenen Haus" geworden. Er konnte „ent-ängstigt" werden und nachfolgend Vaterschaft und Ehe entspannt genießen. Auch hat er seine Solo-Projekte aufgegeben, muss niemandem mehr aus unbewusster Angst etwas beweisen und ist wieder bei seiner alten Band eingestiegen, mit der er weiterhin erfolgreich tourt und Alben aufnimmt. Ich bekomme seither immer kurz nach Erscheinen die neuen Alben seiner Band zugeschickt, worüber ich mich jedes Mal sehr freue.

10.4 Fallgeschichte 3: „It's gettin' hot in here"

Klaus kam im Alter von Alter 59 Jahren zu mir in die Praxis. Seit acht Wochen habe er Luftnot und Engegefühle in der Brust, in die er sich hineinsteigern würde, bis er Angstgefühle bekäme und ihm ganz heiß würde. Die Luftnot und das Engegefühl würden ihn in geschlossenen Räumen überkommen, vor allem in seinem Wohnhaus. Häufig träten diese Anfälle auch nachts auf und er müsse dann aufstehen, aus dem Haus gehen und einen ausgiebigen Spaziergang machen. Ein Lungenfacharzt habe ihm Sprays verordnet, die jedoch nicht helfen würden. Vor einer Woche habe ihm dieser Arzt daraufhin ein Beruhigungsmittel verschrieben, worauf die Beschwerden sich spontan gebessert hätten. Dies hätte ihn zu der Überzeugung gebracht, dass seine Beschwerden offensichtlich einen seelischen Auslöser haben müssen.

Klaus ist Einzelkind. Sein Vater starb vor 14 Jahren an den Folgen eines langjährigen Bronchialasthmas, weswegen er auch frühberentet worden war. Klaus beschreibt seinen Vater als einen reservierten, zurückhaltenden Menschen („Wir sind keine Umarmer."). Er war verlässlich, ein emotionaler Zugang sei jedoch nur schwer möglich gewesen. Irgendwie habe der Vater in seiner eigenen Welt gelebt, gemeinsame Unternehmungen mit dem Vater kann Klaus kaum erinnern. Sein Vater habe jedoch einen Freund gehabt, mit dem er in der Freizeit viel unternommen habe. Klaus musste in seiner Kindheit immer auf der Wohnzimmer-Couch schlafen und er berichtet über die schöne Erinnerung, wie der Vater, filterlose Zigaretten rauchend und fernsehschauend, neben ihm im Sessel saß, wobei die Mutter in diesen Erinnerungen nicht vorkommt.

Seine 81-jährige Mutter sei bis zum heutigen Tage eine dominante, dickköpfige und besserwisserische Frau, die früher die „Managerin" der Familie gewesen sei. Klaus sei ihr „ein und alles" gewesen, das Herrische und Kontrollierende der Mutter habe ihn jedoch oft genervt. Bis vor zwei Jahren sei die Mutter fit gewesen, wurde dann jedoch gebrechlich und war auf ambulante Pflege angewiesen. Sie habe insgesamt drei Pflegerinnen, die Klaus organisiert hatte, vergrault, sodass ein Teil der pflegerischen Arbeit wiederum an ihm hängen blieb. Vor einigen Wochen sei die Mutter – nach zähem Kampf – nun doch in ein Pflegeheim gegangen. Bei dieser Schilderung brach Klaus in Tränen aus („die arme Oma"), um dann aber kurze Zeit später zu gestehen, dass er seiner Mutter manchmal gut und gerne hätte „den Hals umdrehen" können.

Klaus war viele Jahre Leiter einer Ausbildungswerkstatt und konnte im letzten Jahr im Zuge einer Vorruhestandsregelung mit 58 Jahren in Ruhestand gehen. Der Kontakt zu „seinen Jungs" in der Werkstatt habe ihm immer viel Spaß gemacht, auch wenn er während dieser Zeit über viele Jahre an schwersten Spannungskopfschmerzen gelitten habe. Klaus ist seit knapp 40 Jahren verheiratet (mit der „Mutti") und berichtet hiernach unter Tränen von seinem 33-jährigen Sohn, der homosexuell sei, was ja „vom Kopf her kein Problem ist, aber wissen Sie …". Ich frage Klaus, was sich denn, bevor seine Symptomatik begann, in seinem Leben verändert habe. Hier war neben der Tatsache, dass er in den Ruhestand gegangen war und kurz danach auch den Vorsitz des örtlichen Angelvereins abgegeben hatte, vor allem die Heimunterbringung der Mutter erwähnenswert. Im Zuge der Heimunterbringung der Mutter ergaben sich aber auch zahlreiche Umstrukturierungen in dem Drei-Parteien-Haus, das Klaus selber gebaut hat und in welchem er wohnt: Die Wohnung der Mutter wird derzeit renoviert und in wenigen Wochen wird der Sohn, der zuvor in der kleineren Einliegerwohnung des Hauses gewohnt hat, diese Wohnung gemeinsam mit seinem Partner beziehen. Gleichzeitig brach die Ehe des besten Freundes von Klaus auseinander, mit dem er am Wochenende häufig Motorrad-Touren unternimmt. Es ist geplant, dass der Freund in die erwähnte Einliegerwohnung des Hauses ziehen wird.

Die Frage ist, wie sich Klaus' Symptomatik, seine Luftnot, seine Enge- und Angstgefühle und seine Hitzewallungen, die ihn vorwiegend in seinem Haus ereilen und im Zuge derer er flüchten und nächtliche Spaziergänge unternehmen muss, gedeutet werden kann. Ich halte eine unbewusste Homophilie/Homosexualität für die psychodynamische Triebfeder der Symptome des Patienten. Im wissenschaftlichen Diskurs über die Homosexualität gibt es neben der Theorie der genetischen, „angeborenen" Genese der

Homosexualität auch ein psychoanalytisches Modell, das Homosexualität aus einer, häufig typischen, familiären Dynamik ableitet. Nach psychoanalytischer Vorstellung erklärt sich Homosexualität beim Mann aus einer Flucht des Sohnes vor einer dominanten oder „kastrierenden" Mutter im häufigen Zusammenspiel mit einem schwachen oder nicht präsenten Vater. Der Sohn bietet sich – so die Psychoanalyse – daher später anderen Männern als Liebesobjekt an, um so Nähe zum Männlichen – und fantasiert zum Vater – zu haben und um auf diesem Wege gleichzeitig auch dem übermächtigen Mütterlichen/Weiblichen entkommen zu können. Eine derartige Konstellation liegt auch in Klaus' Leben vor und es ließe sich spekulieren, ob schon Klaus' Vater latent homosexuell war. In ländlicher Gegend in dörfliche Strukturen eingebunden und als Leiter einer „Männer"-Werkstatt war es Klaus sicherlich nicht möglich, seine Homosexualität offen zu leben. Es war ihm jedoch in sublimierter Form möglich – in Form der gemeinsamen „Spritz-Touren" mit seinem besten Freund oder als Vorsitzender eines Angelvereins, in dem alle Mitglieder um den Teich herum ihre Rute in der Hand halten. Auch in der Ausbildungswerkstatt mit „seinen Jungs" konnte seine Homosexualität im Rahmen eines „psychosozialen Arrangements", wie die Psychoanalyse es nennen würde, sublimiert werden – auch wenn ihm sein innerer Konflikt möglicherweise den jahrzehntelangen Spannungskopfschmerz („Kopfzerbrechen") gemacht hat.

Auffällig war, dass er in den Gesprächen bei mir seine Ehefrau als „die Mutti" bezeichnet und seine Mutter als „die Oma". Dies entspricht aus meiner Sicht einem Distanzierungswunsch (er stellt Ehefrau und Mutter ja so jeweils eine Generation weiter von sich weg) und drückt seine lebenslange Angst und Wut vor dem dominant Mütterlichen/Weiblichen aus.

Was ist aber nun vor einigen Wochen passiert? Durch den Einzug seines besten Freundes und den gleichzeitigen Zusammenzug seines Sohnes mit dessen Partner in das Haus wird es Klaus bildlich gesprochen zu Hause „zu eng" und „zu heiß", wie es seine Symptomatik ja in symbolischer Form ausdrückt. Gleichzeitig hat er seine dominante Mutter – die dort bisher auch als „Wächterin" über das Vater-Sohn-Freund-Verhältnis fungierte – in ein Pflegeheim gebracht, sodass sein Unbewusstes nunmehr vor so viel Homophilie im Haus erschrickt. Seither wacht er nachts panisch, schweißgebadet und mit Engegefühl auf und muss das Haus verlassen. Psychoanalytisch betrachtet ist seine Symptomatik Ausdruck einer nicht gelebten – oder wohl besser nicht lebbaren Homosexualität und transgenerational betrachtet ließe sich sagen, dass Klaus' Sohn als erstes männliches Familienmitglied seine Homosexualität offen auslebt.

10.5 Fallgeschichte 4: Eine kurze Geschichte über den Selbstwert

Marc hatte mit seinen 37 Jahren alles, was einen guten Chirurgen auszeichnet – handwerkliches Geschick, Erfahrung, Interesse an der Weiterentwicklung chirurgischer Techniken und die Offenheit, hierbei auch von Anderen lernen zu wollen. Auch war er ein kommunikativer, kulturell interessierter Mensch, der von seinem Umfeld gemocht wurde. Er war ein guter Pianist und zeigte freiwilliges soziales Engagement, indem er zweimal im Monat an seinen freien Nachmittagen unentgeltlich chirurgische Sprechstunden in einer Teestube für Obdachlose abhielt. Er hatte eine universitäre Laufbahn durchschritten, um dann, nach Promotion und Facharztprüfung, auf einem Kongress vom renommiertesten Operateur seines Spezialgebietes per Handschlag einen Arbeitsvertrag angeboten zu bekommen. Trotz allem Erreichten, trotz aller positiver Rückmeldungen von Kollegen und Patienten herrschte in ihm jedoch das Grundgefühl vor, „immer noch nicht gut genug" zu sein. Kleinste Kritik oder unvorhersehbare Komplikationen nach Operationen setzten in ihm nagende Selbstzweifel und Grübelspiralen in Gang, die ihn tagelang quälten, die jedoch auch wieder verschwanden.

Marc kam in meine Praxis, nachdem er erstmals beim Operieren ein Zittern entwickelt hatte, das ihn in seiner Arbeit behinderte, das aber – schlimmer noch – von seinem Umfeld kommentiert wurde, was einen fatalen Kreislauf aus Unsicherheit, Erwartungsangst, Selbstbeobachtung und Zunahme des Zitterns in Gang setzte. Dem ersten Zittern waren gemeinsame Visiten mit seinem Praxis-Partner, mit dem er sich zwischenzeitlich in einer Praxis niedergelassen hatte, vorausgegangen. Der Praxis-Partner hatte die „witzige" Eigenschaft, mit lauter Stimme vor Patienten am Krankenbett zu sagen: „Oh je, Sie sind von meinem Kollegen Marc operiert worden – na, da haben Sie ja Glück gehabt, dass das gutgegangen ist" oder „Marc, hast du das Röntgenbild dabei, oder hast du das am Ende auch wieder vergessen?"

In einer Sequenz zu Beginn der zweiten Sitzung bei mir, erschloss sich für Marc und mich die Entstehungsgeschichte seiner chronischen Selbstzweifel und seines Zitterns: Marcs Praxis befand sich in Frankfurt und er musste für die Sitzung im Berufsverkehr über die A 66 zu mir nach Wiesbaden fahren. Er rief mich schon vor der Stunde zweimal an, um mir mitzuteilen, dass es sein könne, dass er sich verspäte, da er im zähfließenden Verkehr stecke. Mit 10-minütiger Verspätung traf er völlig gehetzt in meiner Praxis ein, um mir noch einmal die schwierigen Verkehrsverhältnisse zu schildern, sich nochmals bei mir zu entschuldigen und um mir zu sagen, dass er schon etwa zwei Kilometer vor der Autobahn-Abfahrt, die zu meiner Praxis führt, den

Standstreifen benutzt habe, um sich nicht noch mehr zu verspäten. Ich gebe dem Patienten hieraufhin meine Gedanken im Zusammenhang mit seiner Verspätung wieder und sage ihm, dass ich ihn schon bei seinem ersten Anruf bedauert habe, da mir die Schwierigkeit, pünktlich Klinik oder Praxis verlassen zu können bekannt ist, ebenso wie die nervenaufreibende Unberechenbarkeit der A 66 im Berufsverkehr. Ich sage ihm weiterhin, dass mich der Gedanke, dass er durch die Benutzung des Standstreifens seinen, doch dringend benötigten Führerschein und einen Unfall riskiert habe, sowie seine Aufgewühltheit und Panik betroffen machen würden. Ich frage ihn, warum er das Gefühl hat, sich so oft und mit bildhaften Schilderungen und Erklärungen bei mir entschuldigen zu müssen und mit welchen Gefühlen und Erwartungen er eben die Praxis betreten hätte. Hierauf antwortet er: „Ich dachte, Sie denken, ich sei ein völlig unzuverlässiger Mensch und Kollege, der es schon zur zweiten Sitzung nicht mehr schafft, pünktlich zu kommen, dass Sie innerlich mit den Augen gerollt haben und sich dachten ‚das hat doch überhaupt keinen Sinn mit dem Marc'."

Es lag also eine große Diskrepanz zwischen meinem Empfinden (Betroffenheit, Mitgefühl) und den inneren Erwartungen des Patienten mir gegenüber (Bewertung seiner Zuverlässigkeit und Motivation), vor. Ich frage ihn daher, ob seine Gefühle mir gegenüber eine Vorgeschichte haben und wir kommen sehr schnell auf seinen Vater zu sprechen. Dieser entstammte als ältester Sohn einer Arbeiterfamilie und hatte nach einer Lehre eine bewundernswerte Karriere gemacht, indem er Finanzvorstand eines Stahl-Konzerns wurde und sich dort einen Namen als „harter Sanierer" machte. Auch zu Hause hatte er die Rolle des Vorstands inne, wollte von der Familie für seine Leistungen bewundert werden und die Abendessen glichen oft Vorstandssitzungen, wobei die Stimmung schnell kippen konnte, wenn eines der Kinder beispielsweise schmatzte, der Vater dann barsch auf den Tisch schlug und herumschrie. Dabei war der Vater eigentlich kein schlechter Kerl, er hatte Humor, zeigte sich der Familie gegenüber finanziell großzügig, unternahm viele gemeinsame Dinge mit seinem Sohn und beide pflegen bis heute ein gutes, kumpelhaftes Verhältnis. Der Vater konnte jedoch nur ein guter Kumpel sein, solange er zu Hause der unumstößliche „pater familias" im römischen Sinne war. „Es soll keinen Gott neben mir geben" schien die unausgesprochene Devise des Vaters zu sein, weshalb dieser den Patienten auch nie offen loben konnte, sondern die Kindheit und Jugend des Patienten hauptsächlich von väterlichen Sätzen wie „Wenn man auf dich baut, hat man doch schon verloren" oder „Na ja, das ist dir ja einigermaßen gut gelungen" geprägt waren. Für den Vater hatte nur sein eigener, harter Lebensweg Bestand und Marc musste sich sein Leben lang anhören, dass er doch „nicht mehr als ein alter Schluri" sei und Marcs durchgehend gute schulische Noten wurden vom Vater allenfalls mit dem Satz quittiert: „Na, da hast du ja mal wieder Glück gehabt."

Marcs Vater neidete seinem Sohn somit den vermeintlich leichteren Lebensweg, wie auch Studium und Doktortitel, weshalb er dessen Leistungen und Fähigkeiten abwerten und als „reines Glück" darstellen muss, seinem Sohn keine „Substanz" zugestehen kann und meinte, dass man, wenn man auf diesen baue, „schon verloren" habe. Marcs Mutter stammte aus einem großbürgerlichen Berliner Haushalt, war – wie Marc auch – eine gute Pianistin und zog dem Beruf ihres Mannes wegen in eine ländliche Gegend ins Rheinland. Der Vater neidete Marc somit auch das Musische, die „bürgerliche Leidenschaft" der Mutter und musste daher auch diese Begabung seines Sohnes immer als „Flausen" abtun.

Jeder Mensch schreibt sich eine eigene „Selbstwert-Software" auf seine innere Festplatte. Meinen Patienten sage ich immer, dass es hierbei – wie früher im Sportunterricht – die dicken Hochsprung-Matten gibt und die dünnen Turn-Matten. Normalerweise sollte das Kind durch die Eltern ausreichend Lob und Wertschätzung dafür „wie es ist" bekommen – darüber hinaus aber natürlich auch für die eigenen Leistungen. Im Idealfall erhält man so eine elterlich gefütterte Hochsprung-Matte, die einem hilft, Kritik anderer, eigene Fehler oder Rückschläge im Leben später milde abfedern zu können. Bei fehlendem Lob, fehlender Anerkennung oder entwertender oder übermäßig strenger elterlicher Kritik steht einem im späteren Leben häufig aber nur eine dünne Turn-Matte zur Verfügung, die einen bei Kritik oder kleinen Fehlern „hart aufschlagen" lässt und die einen übermäßig an sich zweifeln und manchmal verzweifeln lässt.

Ich erinnere mich noch an Frank, einen homosexuellen Patienten, der ungeplant zur Welt kam und der von seinem Vater bis ins Erwachsenen-Alter zu hören bekam: „Du bist doch noch zu dumm zum Scheißen, am besten bringst du dich um." Frank ließ sich in seinem späteren Leben mit Vorliebe von seinen Partnern mit Dildos den Analkanal dehnen, um hiernach zum sexuellen Höhepunkt zu kommen, wenn sein Partner eine glimmende Zigarette auf seinem Gesäß ausdrückte. Mit etwas Fantasie lässt sich ableiten, dass Frank in seinem späteren Leben immer wieder reinszeniert hat, wie sehr der Vater ihn entwertet und ihm „den Arsch aufgerissen" hat. Dies ist eine sicherlich extreme Geschichte, die aber illustriert, in welchem Maße väterliches Hineinrufen in den kindlichen „Selbstwert-Wald" seinen Niederschlag in einer sehr unerbittlichen Selbstwert-Software finden kann und wie das Gefühl der Wertlosigkeit der eigenen Person und der eigenen Leistungen immer wieder rekonstruiert werden muss. Das Selbstbild und die Selbstzweifel setzen sich hartnäckig fest, ohne dass der Betreffende den „Wahrheitsgehalt" der Annahmen über sich selbst und den Aktualitätsgrad seiner Selbstwert-Software in Frage stellt und ohne dass der Leidenszyklus einmal durchbrochen wird. Sigmund Freud hat dies als den „Wiederholungszwang" des Menschen beschrieben und es ist daher vielleicht auch kein Zufall, dass Marc eine Gemeinschaftspraxis mit einem Kollegen eingegangen ist, der ähnliche, lustig gemeinte Entwertungen vornimmt, wie es sein Vater einst tat.

In meiner Praxis habe ich renommierte Anwälte gesehen, deren Väter seinerzeit als Kommentar zum Prädikats-Examen abgaben: „Na, da haben sich deine Professoren wohl mal wieder geirrt", ebenso wie erfolgreiche Wirtschaftsführer, deren Väter die Erfolge ihrer Söhne mit Kommentaren wie „Auch ein blindes Huhn findet mal ein Korn" bedacht haben.

All diesen Söhnen ist gemeinsam, dass sie den Wert ihrer eigenen Leistungen im späteren Leben nicht richtig einordnen können, mit quälenden Selbstzweifeln durch die Welt gehen oder, wie im Falle von Marc denken „Wer auf mich alten Schluri baut, hat schon verloren." Allzu leicht gerät man hierdurch in das „Karotten-Phänomen", indem man wie ein Esel, der einer, an einem Stock vor ihm festgebundenen Karotte hinterherläuft, nicht weiß, wann man gut genug ist und wann es denn wohl „reicht" und man kann sich an seinen Selbstzweifeln „tot arbeiten". Auch viele erfolgreiche Künstler sind trotz großer Berühmtheit und ihrer Erfolge im Inneren völlig verunsichert über den Wert des Erreichten, sind abhängig von anhaltender Bestätigung von außen, um nicht von nagender Selbstunsicherheit und von Selbstzweifeln zerfressen zu werden.

In der Therapie habe ich mit Marc eine Überprüfung seiner Selbstbewertungen und ein „Update" seiner Selbstwert-Software vorgenommen. Es wurde ihm erfahrbar, wie sehr die Sätze seines Vaters und die Angst vor diesem, dazu geführt haben, dass er sich als „gestandener" Chirurg und Mensch anhaltend für unzulänglich, unzuverlässig und nicht gut genug hielt. Es wurde ihm auch klar, warum er sich an seinem Praxis-Partner „festbiss", sich ohne Gegenwehr von diesem herunterputzen ließ und im wahrsten Sinne vor diesem zitterte. Marc verlor in der Therapie sein Zittern beim Operieren und konnte sich adäquat gegen die Sprüche seines Praxis-Partners wehren bzw. diesen ein Ende bereiten. Auch wusste er am Ende der Therapie um seinen Wert als Arzt und als Mensch und war frei von seinen diesbezüglich quälenden Selbstzweifeln. Ich habe mir nach dem Ende der Therapie für Notfälle Marcs private Handy-Nummer in mein Handy eingespeichert und würde mich jederzeit bedenkenlos von ihm operieren lassen.

10.6 Fallgeschichte 5: „Vater, warum hast Du mich verlassen?"

Als Simon zu mir kam, war er 39 Jahre alt. Sein 6-jähriger Sohn stand kurz vor der Einschulung und seine Tochter vor dem Wechsel auf die weiterführende Schule. Eigentlich sei er „topfit", sei ein „Power-Typ", der auf „tausend Hochzeiten tanzen" würde und der sich darüber aufrege, wie viele Enddreißiger schon zu langweiligen Spießern geworden seien. Er spiele Tennis und Fußball im Verein, habe tausend Freunde, würde gerne „Party machen" und neben seiner Arbeit freiberuflich noch Websites produzieren und Musik machen. Seit sechs Wochen würde er sich jedoch schlapp und müde fühlen, käme kaum noch die Treppe hoch, müsse sich hierbei auf das Geländer stützen und sei wie „zwei Typen, von dem man einem den Stecker herausgezogen" habe. Zusätzlich verspüre er eine „unbestimmte, ekelhafte Angst". Kurz vor der Geburt seiner Tochter, vor 11 Jahren, habe er schon einmal eine solche Phase im Leben gehabt, das habe sich nach einiger Zeit wieder gegeben und mit den beiden Müttern seiner Kinder sei er übrigens nicht verheiratet, wie er mehrfach betont. Er habe sich von den Ärzten von Kopf bis Fuß durchuntersuchen lassen, ohne dass diese etwas krankhaftes Körperliches feststellen konnten, weshalb er glaubt, dass „irgendetwas Innerliches" in ihm vorgehe.

Im Gespräch erlebe ich einen extrem schnell sprechenden, fahrigen und sprunghaften Patienten, der mich kaum zu Wort kommen lässt. Er scheint unter extremer innerer Anspannung zu stehen und löst in mir den Impuls aus, ihm die Hand auf die Schulter legen zu wollen und zu sagen: „Beruhige dich doch erst einmal."

Aus der Lebensgeschichte erfahre ich, dass Simons Vater starb, als er sechs Jahre alt war und kurz vor seiner Einschulung stand. Kurz nach Simons Geburt wurde beim Vater ein Herzfehler festgestellt, aus dem sich eine zunehmende Herzschwäche entwickelte. Der Vater verstarb an Komplikationen in Zusammenhang mit der nicht mehr aufschiebbaren Herzoperation. Er habe wenige Erinnerungen an den Vater, dieser sei den Erzählungen nach aber ein „Hans-Dampf in allen Gassen" gewesen, war ebenfalls Mitglied im örtlichen Fußballverein sowie im Musikverein und als Inhaber eines Geschäfts habe er im Ort „Gott und die Welt" gekannt. Seine Mutter habe nach dem Tod des Vaters das Geschäft alleine weiterführen müssen und habe nie wieder einen Partner gehabt. Sie sei aber eine fürchterlich besserwisserische, grenzüberschreitende Frau, die ihm heute beispielsweise noch sagen würde: „Wie läufst du denn wieder rum" oder „Du könntest auch mal wieder zum Friseur gehen".

Wie lassen sich Simons Schwäche und Kraftlosigkeit sowie seine unspezifischen Ängste psychologisch erklären und in diesem Zusammenhang auch sein, mit Sicherheit als „hyperaktiv" einzustufendes „Tanzen auf tausend Hochzeiten"?

Simons Fall ist ein „Klassiker" in psychotherapeutischen Praxen. In einem Sohn-Leben speichert man, wie wir es in anderem Zusammenhang schon hatten, väterliche/männliche Lebenswege ab und das Unbewusste geht selbstverständlich davon aus, dass sich die abgespeicherten Lebensverläufe bei einem selber wiederholen werden. Das Unbewusste ist recht „einfach gestrickt" und legt daher gerne alte „Overhead-Folien" so lange übereinander, bis sie irgendwie zu heutigen Konstellationen passen. Viele Söhne und Väter kommen mit diffusen Ängsten oder psychosomatischen Beschwerden zum Psychotherapeuten, wenn gemäß des „inneren Ablaufplanes" der Zeitpunkt erreicht scheint, an dem ihnen vermeintlich dasselbe Schicksal widerfahren wird wie ihrem Vater – etwa wenn sie dasselbe Lebensjahr erreichen, in dem der Vater gestorben ist. Simon war beim Tod seines Vaters 6 Jahre alt und stand kurz vor seiner Einschulung. 33 Jahre später, im Vorfeld der Einschulung seines eigenen Sohnes, entwickelt er nicht nur eine Angststörung, sondern kopiert unbewusst auch die Symptome der väterlichen Herzschwäche und muss sich – wie es ihm im Zuge der Psychotherapie als Bild wieder in den Kopf kam – wie sein Vater beim Treppensteigen am Treppengeländer hochziehen.

Der frühe Tod des Vaters oder gar generationsübergreifende Tode väterlicher Vorfahren – etwa Herzinfarkte im Zuge einer genetischen Disposition oder einer familiären Stoffwechselerkrankung – sind im Unbewussten der Söhne häufig latent virulent und beängstigend. Simons „Hyperaktivität" würde die Psychoanalyse als „kontraphobische Abwehr" seiner Todesangst bezeichnen, indem er sich so im wahrsten Sinne des Wortes permanent seine Lebendigkeit beweist. Seine „tausend Hochzeiten", sein Erscheinungsbild als „Sunny Boy" und das mehrfache Betonen, dass er mit den Müttern seiner beiden Kinder nicht verheiratet war, lässt sich psychoanalytisch in der Weise deuten, dass er das Erwachsenwerden aufhalten will – ist doch Ehe und Vaterschaft in seinem Unbewussten absehbar mit dem Tod verbunden.

Solch unbewusste Todesängste sind extrem „bewusstseinsfern" und es fällt diesen Söhnen – auch wenn die zeitlichen Zusammenhänge doch so offensichtlich sind – häufig sehr schwer, sich diesen Ängsten anzunähern zu können und es bedarf feinem psychotherapeutischen Handwerkszeugs, sie vorsichtig mit diesen bedrohlichen Ängsten zu konfrontieren.

Das Tragische ist, dass das Unbewusste den medizinischen Fortschritt ausblendet, denn beispielsweise Simons Vater hätte mit dem heutigen

Entwicklungsstand der Herzchirurgie mit Sicherheit nicht sterben müssen und hätte früher und schon vorher anders behandelt werden können. Gerade wenn es eine Häufung von Herztoden oder Tumorerkrankungen in der väterlichen Familie (Vater, Großvaters, Onkel, Großonkel) gibt, ist es wichtig, dem Unbewussten der Patienten zu verdeutlichen, dass viele der Vorfahren mit den heutigen Mitteln der Medizin nicht früh hätten sterben müssen. Auch blendet das Unbewusste gerne aus, dass der Vater und der Großvater starke Raucher waren, nie zu einer Vorsorgeuntersuchung gegangen sind und dass auch der verstorbene Bruder des Vaters seinen hohen Blutdruck aus Dickköpfigkeit nie hat behandeln lassen. Ungleich schwieriger wird die psychotherapeutische Arbeit und Argumentation jedoch, wenn ein Unfall des Vaters vorliegt.

Viele Söhne jung gestorbener Väter haben – wenn sie den Vater an Lebensalter überholt haben – das Gefühl, dass sie „überfällig" sind, dass es nur eine Frage der Zeit ist, bis auch bei Ihnen das Schicksal zuschlagen wird. Wie in Simons Fall macht es betroffen und ist häufig sehr tragisch zu sehen, von welchen Ängsten diese Männer (besonders, wenn sie selber schon wieder Väter sind) gequält sind.

Man stammt zwar von seinem Vater ab, dessen Lebensweg muss sich im eigenen Falle jedoch nicht zwangsläufig so wiederholen. Auch wenn Albert Einstein davon überzeugt war „Gott würfelt nicht", gibt es keinen „inneren Ablaufplan" und es sind die Mechanismen des Unbewussten, die diese Söhne quälen. Der entscheidende therapeutische Satz, der bei Simon, wie auch bei anderen Patienten daher „vom Kopf in den Bauch rutschen muss" lautet: „Dein Leben ist nicht das Leben deines Vaters!".

10.7 Fallgeschichte 6: „Du darfst!"

Max stellte sich mit 32 Jahren auf Anraten eines Urologen bei mir vor. Seit mehr als zehn Jahren leide er unter einer Erektionsschwäche – unter erektiler Dysfunktion, so der Fachausdruck. Er sei zwar erregbar, würde eine normale Erektion bekommen und auch Selbstbefriedigung sei ihm problemlos möglich. Wenn er jedoch in seine Partnerin eindringen wolle – wenn „Geschlechtsverkehr drohe", wie er selber sagt – würde die Erektion rasch wieder zusammenbrechen. Daran seien in der Vorgeschichte drei Beziehungen zerbrochen und häufig habe er aus Angst vor diesem Problem bei sich anbahnenden Beziehungen frühzeitig die Flucht ergriffen. Seine Frau, die er seit drei Jahren kenne und mit der er seit einem halben Jahr verheiratet ist, habe zwar viel Verständnis dafür, das Ganze würde die Beziehung aber trotzdem sehr belasten und ihn sehr quälen, schließlich wolle man ja auch demnächst Kinder bekommen. Wiederholt sei ihm vom Urologen Viagra verschrieben worden, was das Problem auch nicht zuverlässig beheben könne und was „ja auch keine Lösung" sei. Er wünsche sich sehnlichst, unbeschwert und ohne Viagra Geschlechtsverkehr haben zu können.

Max ist das jüngste von drei Geschwistern, habe immer ein bisschen den „Nesthäkchen-Status" gehabt, sei auch eher ruhig und brav gewesen, da insbesondere sein älterer Bruder heftige Auseinandersetzungen mit den Eltern führte. Max schwor sich schon früh, vor allem der Mutter einmal nicht solche Szenen zu machen wie der Bruder. Der Vater sei Inhaber einer erfolgreichen Werbeagentur, sei ein charismatischer, lebenslustiger Genießer, der jedoch die Firma und seine privaten Interessen immer in den Vordergrund gestellt habe. Insbesondere die Mutter habe unter dem häufigen Alleinsein gelitten, aber auch Max bedauert, dass sein Vater nur punktuell Dinge mit ihm unternommen habe. Aus seiner Kindheit und frühen Jugend erinnert Max atmosphärische Spannungen zwischen den Eltern und häufige Streitereien, ohne dass er jedoch deren Hintergrund verstehen konnte. Erst im Alter von 15 Jahren habe er vom chronischen Fremdgehen des Vaters erfahren, der teilweise mehrere Freundinnen gleichzeitig hatte. Hierüber sei er entsetzt gewesen und es sei ihm schlagartig klar gewesen, warum die „arme Mutter" immer so unglücklich wirkte. Im Gegensatz zum sinnesfreudigen, genießerischen und humorvollen Vater sei die Mutter eher eine labile, ruhige und konfliktvermeidende Person gewesen. Kurz nach Max' Abitur entwickelte sie einen Schilddrüsen-Krebs, weshalb sie operiert und mehrfach bestrahlt werden musste und an dem sie vor drei Jahren verstarb. Sie sei eine gute Mutter gewesen, habe ihn und seine Geschwister liebevoll erzogen, habe den Vater unendlich geliebt und zeitlebens darunter gelitten, dass dieser ihre Liebe nicht beantwortete. Als „Nesthäkchen" habe er der Mutter häufig als „Kummerkasten" und Berater dienen müssen.

Was könnte dies alles mit Max' Erektionsstörung zu tun haben, für die die Urologen keine organische Ursache finden konnten?

Max' Dilemma besteht aus zwei Aspekten: Zum einen schlüpfte er als „Nesthäkchen" für die Mutter in die Rolle des „Kummerkastens" und des „Antidepressivums". Die Mutter machte ihn umgekehrt zum „narzisstischen Selbstobjekt" (um diesen Begriff noch einmal zu verwenden) nach dem Motto „Du bist das Beste, was mir in dieser Ehe passiert ist." Hierdurch wurde er in übertriebenem Maße zum „Kümmerer" und „Frauenversteher", wollte er doch schon früh, dass seine Mutter wenigstens mit ihm keine Probleme hat, wie er auch in späteren Beziehungen (und auch in seiner jetzigen Ehe) immer darum besorgt war, dass es der Partnerin gut geht. Max blieb so jedoch in einer zähen Mischung aus Schuld- und Verantwortungsgefühl innerlich an seiner Mutter „kleben". Der Ausbruch von deren Krebserkrankung, kurz nachdem er zum Studium in eine andere Stadt gezogen war, hat er ebenso schuldhaft verarbeitet, wie sich in der Behandlung bei mir herausstellte, dass er sich unbewusst die Schuld dafür gab, dass die Mutter, ein halbes Jahr nachdem er seine Frau geheiratet hatte, an ihrem Krebs verstarb. Max hatte also verinnerlicht, dass er der Mutter als Stütze „auf immer und ewig" treu bleiben müsse. Dies beinhaltete natürlich auch (oder vor allem), dass er sich nicht sexuell auf eine andere Frau einlassen darf, dass er allenfalls wie „Brüderchen und Schwesterchen" mit einer anderen Frau zusammenleben darf. Die Seele und der Körper arbeiten manchmal sehr direkt und bildhaft miteinander zusammen, wobei sie sich in Max' Fall gemeinsam seine Erektionsstörung ausgedacht haben, die ja Sexualität und ein wirkliches „Sich-Einlassen" auf eine andere Frau sehr erfolgreich verhindert.

Aber auch Max' Vater hat einen Anteil an der Erektionsstörung seines Sohnes. Es kam ihm möglicherweise gelegen, dass die Mutter in Max einen „Tröster" gefunden hatte, da er so weniger belastet seinen außerehelichen Beziehungen nachgehen konnte. Er ließ das System „laufen", trug dadurch wenig zu Max' Triangulierung bei, sodass Max zusätzlich auch aus diesem Grund an der Mutter „kleben" blieb.

Max' Vater erscheint – von seinen notorischen Fremdgängen abgesehen – jedoch gar nicht mal so unübel: Er ist charismatisch, ein „Macher", offen, humorvoll und kann das Leben genießen – alles väterlich/männliche Eigenschaften, mit denen man sich als Sohn eigentlich gut und mit Stolz identifizieren könnte.

Max' zweites Dilemma ist jedoch, dass er sich aufgrund der Kränkungen und Entwertungen, die der Vater durch seine Fremdgänge der Mutter zugefügt hat, mit einem Teilbereich von Männlichkeit – nämlich mit männlicher Sexualität – ganz und gar nicht identifizieren kann. Auf seiner inneren Festplatte ist abgespeichert, dass männliche Sexualität den Frauen schadet und diese herabsetzt. Lustvolle Sexualität – die immer auch ein gesundes Maß an männlich Aggressivem beinhaltet – muss er sich verbieten, da er befürchtet, ansonsten so ein „Schwein" wie sein Vater zu sein. So passt es doch gut, dass seine, zwischen Seele und Körper ausgeheckte Erektionsschwäche, ihm den Hauptübeltäter männlicher Lust im entscheidenden Augenblick ausschaltet.

In seinem Bemühen, den Frauen ein besserer Mann als sein Vater sein zu wollen, schlägt das Pendel jedoch zu weit nach der anderen Seite aus. Er meint es zu gut, wird in Beziehungen zunehmend zum „Kümmerer" und perfekten „Frauenversteher" und sein Unbewusstes legt ihm aus falsch verstandener „Nettigkeit" auch noch seinen Schwanz an der Bettkante lahm.

Solche „Wiedergutmachungstendenzen", die aus einer Ablehnung der väterlich-männlichen Sexualität resultieren, sind bei Söhnen häufig Grund für Sexualstörungen.

In der Therapie von Max ging es darum, ihm diese unterschiedlichen Aspekte zu verdeutlichen. Zum einen ging es um die Beleuchtung seiner Rolle im Familiensystem, in dem der Vater ihn der Mutter als „Antidepressivum" überlassen hatte und in dem die Mutter sich bei Max über den Vater („das Schwein") ausweinen konnte. Es wurde ihm darüber hinaus erlebbar, wie sehr er ein Leben lang mit Mitleid und Schuld an die Mutter gebunden war und wie viel Sinn es daher machte, ein Symptom zu entwickeln, das ihm die lustvolle Vereinigung mit einer anderen Frau und ein „echtes" Verlassen der Mutter unmöglich macht. Als Drittes habe ich mit Max die Persönlichkeit seines Vaters und die Palette dessen, was männliche Sexualität bedeutet, beleuchtet. Max konnte in seinem Inneren korrigieren, dass männliche sexuelle Lust keine „Schweinerei" ist, die Frauen Schaden zufügt, sondern dass männliche Sexualität und das lustvolle Eindringen in die Partnerin normale, „gesunde" Aspekte von Männlichkeit und männlicher Identität sind. Viele Söhne, deren Mütter (aus welchen Gründen auch immer) unter der Sexualität der Ehemänner/Väter gelitten haben, haben später Schwierigkeiten mit der eigenen Sexualität, wollen ihren Partnerinnen „bessere Männer als der Vater" sein und entwickeln nicht selten eine Sexualstörung. Über diesen Psychotherapien schweben oft die Sätze „Du bist nicht wie dein Vater!" und vor allem „Du darfst!". So war es auch bei Max der Fall. Ein Jahr nach Therapieende erhielt ich von Max und seiner Ehefrau die Geburtsanzeige des gemeinsamen Sohnes mit einem Smiley darunter und dem handschriftlichen Zusatz: „Viagra-free".

10.8 Fallgeschichte 7: „Kommt nach Hochmut wirklich der Fall?"

Die Internetplattform, die Ben mit seinen beiden Freunden aus Studienzeiten programmiert hatte und betrieb, kannte ich und hatte sie schon etliche Male selber genutzt. Umso überraschter war ich, eines Morgens einen der „Macher dahinter" mir in der Praxis gegenüber sitzen zu haben. Ben war 32 Jahre alt, sympathisch offen, freundlich und ein eher bescheidener junger Mann. Vor drei Jahren hatte seine Firma – nach vielen Entbehrungen und vielen Jahren harter Arbeit – den Break-Even-Point erreicht und warf seither ordentlich Gewinne ab. Gleichzeitig entstanden neue Geschäftsbeziehungen und zunehmend zeigten auch große Firmen Interesse an seinem Produkt. Ben handelte Verträge und Konditionen nicht mehr mit „kleinen Klitschen" per

Handschlag aus, sondern die Besprechungen fanden nun immer öfter in den lichtdurchfluteten Etagen der Geschäftsleitungen in der Frankfurter Hochhaus-Welt statt. Hierbei bemerkte Ben ein zunehmendes Unwohlsein, beispielsweise wenn er mit dem Aufzug in die „höheren Etagen" fuhr. Zunächst ließ sich dies kaschieren, indem er stattdessen die Treppen benutzte. Mit der Zeit spürte er jedoch, dass es nicht die Aufzüge waren, die ihm zusetzten, sondern dass es die Höhe war, die ihm Angst machte. In seinem gewohnten Umfeld trat das Phänomen nicht zutage. Es wurde ihm jedoch zunehmend unmöglich, auswärtige berufliche Termine wahrzunehmen. So war es ihm beispielsweise nicht mehr möglich, sich auf einer Galerie im ersten Stock dem Geländer nähern zu können, geschweige denn sich in höheren Stockwerken aufzuhalten. Es stellte sich ein klassisches Vermeidungsverhalten ein, indem er Geschäftspartner unter vorgeschobenen Gründen bat, sich beispielsweise in der Kantine oder einem externen (natürlich ebenerdig gelegenen) Restaurant zu treffen. Unter Vorwänden bat er seine Mitgeschäftsführer, wichtige Termine wahrzunehmen oder sagte unter großer Scham (und mit fingierten Ausreden) zunehmend auch Besprechungstermine ab.

Mit hohem Leidensdruck „wurschtelte" er sich irgendwie durch und nur seine Freundin wusste von seinem Herzrasen, seinen Schweißausbrüchen und seiner Panik vor und in diesen Situationen. Dies ist nicht ungewöhnlich, denn viele Menschen, die an einer Angststörung oder einer spezifischen Phobie leiden, arrangieren sich über lange Zeit (manchmal ein ganzes Leben lang) mit ihrer Symptomatik und entwickeln geschickte Vermeidungsstrategien. Menschen mit einer Klaustrophobie treffen sich in den Treppenhäusern, um nicht den Aufzug benutzen zu müssen. Wenn sie das nächste Mal eine Kino- oder Konzertkarte buchen, schauen Sie doch einmal, wie viele Außenplätze schon verkauft sind, obwohl es noch „bessere" Plätze in der Mitte gäbe. Solche Menschen bevorzugen auch bestimmte Restaurants bzw. bestimmte Tische in Restaurants und haben sehr häufig die Zeiten im Kopf abgespeichert, in denen die Schlangen an den Supermarkt-Kassen am kürzesten sind. Die Statistiken besagen, dass etwa 7–8 % Prozent der Bevölkerung ein solches Problem hat, und das Risiko, im Leben einmal eine Höhenangst zu entwickeln, liegt bei 11 %.

So hielt auch Bens beeinträchtigende Symptomatik ihn nicht davon ab, sich vor einem Jahr (die Firmengewinne sprudelten weiterhin) eine Altbauwohnung mit Blick auf den Park zu kaufen und vor drei Monaten jenen bayrischen Sportwagen, von dem er schon als Jugendlicher geträumt hat. Mit Erwerb dieses Autos entwickelte er – neben seiner Höhenangst – jedoch eine weitere Symptomatik, von der er mir wie folgt berichtete: „Seit dem Einzug in die Wohnung fühle ich mich nicht mehr wohl, meine ganze Leichtigkeit ist weg. Ich fühle mich bedrückt und grüble ständig darüber nach, ob meine Lebensentscheidungen die richtigen waren und ob – wo es doch eigentlich gut läuft – alles so weitergehen wird. Zu Anfang meines Studiums hatte ich schon einmal so eine Phase, das ist aber jetzt viel, viel schlimmer und macht mich völlig kirre. Das Schlimmste aber ist das mit meinem neuen Auto. Ich hatte mich so drauf gefreut und wollte dieses Modell schon immer haben. Seit ich das Auto habe, kommen mir beim Fahren lauter verrückte Gedanken. Oft frage ich mich, ob die Ampel wirklich grün war oder ob ich schon bei Rot losgefahren bin oder ob ich eine rote Ampel übersehen habe und einfach weitergefahren bin. Es ist mir voll peinlich zu erzählen, dass ich auf der Autobahn ständig Angst habe, dass ich jemanden beim Überholen berührt oder abgedrängt habe könnte, und ich musste jetzt schon ein paar Mal anhalten und um mein Auto herumlaufen, um zu schauen, ob sich keine Zeichen eines Unfalls finden lassen. Das ist völlig verrückt, ich weiß, aber es macht mich wahnsinnig. Meine Freundin hat mich gebeten, mir Hilfe zu holen. Früher war ich bei Fahrten zu einem Geschäftstermin immer in ‚freudiger Kampfesstimmung‘, habe mir im Auto Mut gemacht und davon geträumt, dass wir bald endlich richtig Kohle verdienen und jetzt, wo das der Fall ist, habe ich diesen ganzen Psycho-Mist.“

Ben hatte also neben seiner Höhenangst und seiner Klaustrophobie noch eine Zwangssymptomatik entwickelt in Form von Zwangsbefürchtungen und Kontrollzwängen. Es wird einleuchten, dass dies einem ganz schön das Leben vermiesen kann und dass der erfreulichste Kontostand, die schönste Altbauwohnung und der bestmotorisierte Sportwagen dann keinen Wert mehr haben.

Was tun?

Ein Verhaltenstherapeut würde mit dem Patienten in solch einem Fall ganz praktisch-pragmatisch so lange Aufzugfahren üben und auf Türme, Brücken und Hochhäuser gehen, bis die Höhenangst und die Klaustrophobie verschwunden sind. In Bezug auf die Zwangssymptomatik vermitteln Verhaltenstherapeuten „Tools“ und kognitive (d. h. „Gedanken“-)Techniken, mit denen sich die Zwangsbefürchtungen und das zwanghafte Kontrollieren in den Griff bekommen lassen.

Wir Tiefenpsychologen und Psychoanalytiker dagegen fragen nach dem „Warum?“ und streben das Verständnis der tieferen, unbewussten Zusammenhänge an. Den Schlüssel hierzu suchen wir in der Biografie unserer Patienten. So habe ich Ben denn auch zu seiner Biografie, seinen „Bedingungen des Großwerdens“ befragt und konnte nachfolgendes „biografisches Material“ – wie es die Tiefenpsychologie nennt – gewinnen:

Ben wuchs bei seinen Eltern in einer Kleinstadt im ehemaligen Zonenrandgebiet auf. Bei seinem drei Jahre älteren Bruder liegt eine Lernbehinderung vor, dieser habe mit Ach und Krach einen Schulabschluss geschafft, lebe in der Nähe der Eltern, habe noch nie eine Partnerschaft gehabt und arbeite seit vielen Jahren als Einzelhandelskaufmann in einer Supermarktkette. Der Bruder und er würden sich, obwohl in „zwei getrennten Welten" lebend, gut verstehen. Schon früh habe Ben jedoch Mitleid mit dem Bruder gehabt, der es immer schwerer hatte, während in Bens Lebensweg alles immer „wie von selbst" lief – was so natürlich nicht stimmt. Ben war immer ein ehrgeiziger, fleißiger Schüler und später Student, der schon früh Nachhilfestunden gab und sich im Studium nebenher Geld verdiente, um sich einen „fahrbaren Untersatz" leisten zu können und da er seinen Eltern nicht auf der Tasche liegen wollte. Bens Vater war sehr ruhig, bescheiden und „einer, der auf dem Boden geblieben ist". Aus einer Bergmanns-Familie kommend, habe der Vater eine Lehre zum Elektriker gemacht und sei damit in der Fernmelde-Abteilung einer Niederlassung der damaligen „Bundespost" untergekommen. Eigentlich habe er das Zeug zum Meister gehabt, habe aber nie die Meisterprüfung in Angriff genommen. Stattdessen erinnert Ben immer, wie sein Vater sich am Abendbrottisch darüber ausließ, wie „bescheuert" seine hochmütigen Kollegen seien, wer wieder eine Besoldungsgruppe höher aufgerückt und wie ungerecht dies alles sei. Auf Bens wiederholte Frage, „Papa, warum gehst du denn dann nicht woanders hin?" antwortete der Vater zumeist: „So einfach, wie du dir das denkst, geht das nicht. Da müsste ich dann jeden Tag 40 Kilometer mit dem Auto fahren". Ein besonderer Dorn im Auge des Vaters war dessen eigener Bruder, der auch der Patenonkel von Ben ist. Dieser sei ein „cleverer, hemdsärmeliger" Metzgermeister, der heute 5 Metzgereien betreibe, ein lautes, ansteckendes Lachen habe und der schon früh immer „fette Kisten" als Auto gefahren habe.

Darüber hinaus erinnert sich Ben an viele schöne gemeinsame Unternehmungen mit dem Vater, gemeinsame Wander-Wochenenden und gemeinsame Punktspiel-Besuche beim heimischen Handball-Verein und Zeit im Schrebergarten der Eltern. Die Familie habe in einer Bundesbediensteten-Wohnung gewohnt und der Patient habe sich bis zum Umzug in eine größere Wohnung über viele Jahre mit seinem Bruder ein Zimmer teilen müssen. „Wir wohnen halt nicht auf so einem Reichen-Hügel, dafür haben wir es doch aber gut als Familie" war ein häufiger Satz des Vaters, den Ben unterschreiben konnte. Schon eher störten Ben die Kommentare seiner Eltern über Nachbarn oder Bekannte, die sich „für etwas Besseres hielten" („Hast du gesehen, der Müller hat sich schon wieder ein neues Auto gekauft und Meiers sind schon wieder in Urlaub") – in den Augen des Vaters alles Leute, denen „die Sonne aus dem Hintern scheint" und die doch „gar nicht wissen, was Arbeiten heißt".

Schon früh trug Ben den Wunsch in sich, nach dem Abitur der Enge seines Heimatortes zu entfliehen, auch habe sein Patenonkel ihn hierzu stetig ermutigt. Das Internet und dessen Möglichkeiten hätten ihn schon immer fasziniert und daher begann er nach seinem sehr guten Abitur ein Doppelstudium (Informatik und Kommunikationsdesign) an einer Hochschule in einem lebendigen Ballungszentrum unserer Republik. Den Studienbeginn und den Auszug aus dem Elternhaus habe er trotz des guten Verhältnisses zu seinen Eltern als regelrechte „Befreiung" empfunden, habe damals „die Welt umarmen" können und habe aber – wie oben dargestellt – dann über einige Monate auch eine unerklärliche Traurigkeit und Schwere verspürt. Das Studium und das Studentenleben habe ihm dann zunehmend großen Spaß gemacht, wenngleich dies kein „Zuckerschlecken" gewesen sei: Nebenher habe er, wie erwähnt, stets gejobbt und in der Mitte des Studiums habe er mit zwei Kommilitonen die Gründung einer eigenen Firma in die Tat umgesetzt. Nach vielen „knüppelharten Jahren" könne er gar nicht verstehen, weshalb es ihm jetzt, wo sich der Erfolg einstelle, so schlecht ginge.

Um in seiner Welt der Computer-Sprache zu bleiben, habe ich Ben eingeladen, mit mir nachzuschauen, welche „unbewusste Software" genau zu dem Zeitpunkt in seinem Leben aus dem Unbewussten „hochgebootet" wird, in dem er erfolgreich wird, sich eine schöne Wohnung und ein schönes Auto gekauft hat und überlegt, mit seiner Freundin eine Familie zu gründen.

Rufen wir uns zunächst noch einmal Bens Symptome ins Gedächtnis: Zum einen entwickelt er seine Ängste vor Höhe, vor dem Aufstieg (Aufzugfahren), genau zu dem Zeitpunkt, als ihm beruflich der Aufstieg, der „Durchbruch", gelungen war. Mit dem Kauf des neuen Autos fragt er sich, ob er rote Ampeln überfahren hat oder trotz roter Ampel losgefahren ist und – schlimmer noch – muss er auf der Autobahn anhalten und kontrollieren, ob er beim Überholen jemanden abgedrängt oder geschädigt hat.

Hinter all dem schimmert – in sehr symbolhafter, bildlicher Form – ein klassisches Vater-Sohn-Motiv durch, nämlich der Wunsch der Söhne, sich über den Vater zu erheben, diesen „überholen" und „abdrängen" zu wollen. Dies ist ein wichtiger, treibender und – bei gutem Gelingen – positiver Aspekt der Vater-Sohn-Beziehung, denn über Pubertät und Adoleszenz hinaus ist es für die Söhne wichtig, ihren eigenen Weg, eine eigene Identität, verbunden mit eigenen Lebenszielen und Wertvorstellungen, zu finden.

Entscheidend für den förderlichen Ausgang dieses Spannungsfelds sind dabei jedoch ein paar „Ausstattungsmerkmale" der Väter. Schauen wir uns den Vater im vorliegenden Fall daher einmal näher an: Ben beschrieb uns seinen Vater als ruhig, bescheiden und einen, „der auf dem Boden geblieben ist". Ich habe Ben gesagt, dass die „Bodenhaftung" seines Vaters aus meiner Sicht auch umgedeutet werden könne, indem der Vater „am Boden kleben geblieben" ist. Bens Vater hat – aus welchen Gründen auch immer – nie versucht, beruflich weiterzukommen, verharrte dabei aber in einer offensichtlich sehr unbefriedigenden beruflichen Situation und nervte mit seinem „Granteln" schon früh die Familie.

In diesem Zusammenhang einige Anmerkungen: Es ist wichtig, als Mann im Leben Zufriedenheit mit dem Erreichten, unter Umständen auch mit den nicht vergönnten Möglichkeiten zu finden. Bens Vater propagierte zwar immer, „wir haben's doch gut als Familie", und ungezählte Männer fühlen sich glücklich als Telekom-Mitarbeiter in einer Bundesbediensteten-Wohnung und mit ihrer Familie im Schrebergarten. Es gibt ein sehr schönes Lied von Peter Fox („Haus am See"), das dieses Gefühl und die Zufriedenheit mit den Lieben um sich herum wiederspiegelt und der nichtproportionale Zusammenhang zwischen Reichtum und empfundenem Glück ist wissenschaftlich hinreichend belegt. Bens Vaters „Bodenhaftung" und seine Floskeln vom „Glück durch die Familie" wirken jedoch nicht authentisch. Zu sehr schimmert doch bei jeder Gelegenheiten ein Neid auf Nachbarn und Bekannte durch oder auf die, die auf dem „Reichen-Hügel" wohnen, in Verbindung mit dem Gefühl, im eigenen Leben schicksalshaft in eine Opferrolle geraten zu sein, der man/Mann aus eigener Kraft nicht entfliehen kann.

Was bewirkt ein solches Vaterbild in den Söhnen? Die eine Seite der Medaille ist häufig die Wut der Söhne auf die enttäuschenden Väter, die sich ausschließlich in der Opfer-Rolle „suhlen" und die ihrer Umwelt gleichzeitig mit subtilem Neid begegnen. Wenn Müllers sich ein neues Auto kaufen oder Meiers in Urlaub sind, erhält dies bei Bens Vater den Anstrich von etwas „Verwerflichem", als handele es sich dabei um unmoralischen „Hochmut", auf den zwangsläufig auch ein gerechter „Fall" folgen muss.

Ben gestand mir nach einigen Sitzungen, wie sehr ihm die – wie er es nannte – „Kleinheit" seines Vaters schon früh unerträglich war und dass er sich für seinen Vater, vor allem aber für seine eigenen Gefühle dem Vater gegenüber, schämte. Er berichtete weiterhin von seiner Trauer darüber, dass er von seinem Vater nicht „Jeder ist seines Glückes Schmied" und „Sich regen bringt Segen" als Lebensprinzip hat verinnerlichen können. Viele Söhne solcher Väter schreiben sich unbewusst auf die Fahne, „es einmal besser als der Vater machen zu wollen" und tragen aus Trauer, Enttäuschung und Wut den Wunsch den Plan in sich, eben nicht „auf dem Boden zu bleiben", sondern den Vater in den Lebenszielen überholen und „Höheres anstreben" zu wollen. Ben hat dies getan, ihm war klar, dass er das Abitur machen und „in die große weite Welt hinausgehen" wollte. Er studierte sogar „doppelt" und ging das Risiko der Selbstständigkeit und einer eigenen Firma ein („Wer nicht wagt, der nicht gewinnt"). Das Tragische an Bens Geschichte – und die Geschichte vieler solcher Söhne – ist, dass sich nach dem Aufstieg, nach dem „erfolgreichen Überholmanöver" häufig unbewusste Schuldgefühle einschleichen: Darf ich mein Lebensglück, meinen Kontostand, meine schöne Wohnung und die 280 PS meines Sportwagens genießen, wo es mein Vater doch so schwer hatte im Leben und immer unter den Kollegen und den Müllers und den Meiers in der Nachbarschaft, denen „die Sonne aus dem Hintern scheint", leiden musste?

Auch verinnerlicht man als Sohn unbewusst natürlich das Wertesystem der Eltern: Wenn sich nach den „harten Jahren" beruflicher Erfolg einstellt, ich mir einfach mal etwas Schönes gönne, ich Glück empfinden könnte, bin ich dann in den Augen des Vaters einer von denen, die „nicht wissen, was Arbeiten heißt", einer von denjenigen, denen immer „die Sonne aus dem Hintern scheint" und – schlimmer noch – kommt dieser „Hochmut" vor dem Fall?

Viele Söhne entwickeln im „Moment des höchsten Glücks" eine seelische Symptomatik, die ihnen die Freude über das Erreichte und über die „Früchte ihrer Arbeit" gründlich vermiest. Bens Unbewusstes hat sich zwei besonders schöne Selbstbestrafungs-Mechanismen einfallen lassen, in denen der darunterliegende Konflikt symbolhaft verpackt ist: Mit Einsetzen des beruflichen Erfolgs kann Ben nicht mehr „aufsteigen". Er entwickelt eine Höhenangst, die ihm das „Schweben in höheren geschäftlichen Sphären" unmöglich macht und die seine geschäftliche Existenz bedroht. Er ist so aus unbewussten Schuld- und Schamgefühlen seinem Vater gegenüber auch zu einem Mann geworden, der „auf dem Boden bleibt". In seinen Zwangsgedanken nach dem Kauf der Wohnung und des Autos findet sich der unbewusste Konflikt mit dem Vater ebenfalls wieder: Ben befürchtet, bei noch roter Ampel losgefahren oder trotz roter Ampel einfach weitergefahren zu sein. Für seinen Vater bestand das Leben gefühlt nur aus roten Ampeln. Die unbefriedigende berufliche Situation zu verändern, erschien ihm mal aus diesem, mal aus jenem Grund nicht möglich und grüne Ampeln gab es nur für all die Glückspilze, denen ohnehin den ganzen Tag „die Sonne aus dem Hintern scheint". Auch Bens Angst, auf der Autobahn beim Überholen jemanden abgedrängt und beschädigt zu haben (und nachfolgend rechts ranfahren und sein Auto auf hinweisende Spuren untersuchen zu müssen), symbolisiert das darunterliegende Thema: Ben möchte einerseits „durchstarten" im Leben, er begreift das Leben als Autobahn, als Chance und nicht als eine Sackgasse. Andererseits generiert dies jedoch unbewusst Schuldgefühle dem Vater gegenüber – er befürchtet, diesen beim Überholvorgang abgedrängt oder beschädigt zu haben. Er muss die „Rush Hour des Lebens", in der er sich gerade befindet, so immer wieder unterbrechen, um sich zu vergewissern, dass er sich durch seinen

anderen Lebensweg dem Vater gegenüber nicht schuldig gemacht und dass er
diesen nicht beschämt und beschädigt hat.

Es bedarf nicht unbedingt der erfolgreichen Gründung einer eigenen
Firma, um eine seelische Symptomatik zu entwickeln, die einem die Lebensfreude raubt („Meine ganze Leichtigkeit ist weg"). Ich habe in meiner Praxis
viele Patienten erlebt, die Depressionen, Angststörungen oder Grübelzwänge
entwickelt haben, nachdem sie zum Abteilungsleiter befördert wurden, sich
etwas Schönes gegönnt oder mit einer netten Frau eine Familie gegründet
hatten. Nicht wenige erwachsene Söhne fahren mit der „alten Familienkut-
sche" zu ihren Eltern, statt mit dem neuen, schicken Dienstwagen oder betonen den Eltern gegenüber immer wieder, wie günstig der zurückliegende Urlaub war, weil sie die subtil-neidischen oder traurigen Blicke ihrer Väter
umgehen wollen.

Es gibt weitere Spielarten dieser Grundthematik: Im Falle von Bens Vater
ließe sich möglicherweise ein Konsens dahingehend finden, dass dieser einfach „den Hintern nicht hochbekommen hat" und es sich kompensatorisch in
der „alle-anderen-sind-böse-und-gemein"-Ecke gemütlich gemacht hat. Ungleich schwieriger wird es für Söhne jedoch, wenn deren Väter schicksalshaft
gezwungen waren, unter ihren Lebens- und Entfaltungsmöglichkeiten zu
bleiben. Ich denke hier beispielsweise an Väter, die durch externe Einflüsse,
berufliche Kränkungen oder Arbeitslosigkeit leiden mussten oder an Väter,
die durch Erkrankungen oder Unfälle dauerhaft beeinträchtigt sind. Auch
gibt es Fälle, in denen Vätern im eigenen Elternhaus wenig Förderung und
Unterstützung widerfahren ist – etwa in Zusammenhang mit der schulischen
Laufbahn oder in Hinblick auf finanzielle Unterstützung. Wie soll ich mich
als Sohn über meine Beförderung zum Abteilungsleiter und den neuen
Dienstwagen freuen können, wenn die Atmosphäre in meinem Elternhaus
früher durch die ständigen Umstrukturierungen und letztlich die Kündigung
des Vaters durch „die da oben" geprägt war, in deren Folge das Familien-Auto
abgeschafft und Familien-Urlaube gestrichen werden mussten?

Viele Studenten kommen in meine Praxis, weil sie mit Beginn des Studiums depressiv wurden, das „süße Studentenleben" nicht genießen oder ihr
Studium nicht beenden können, indem sie entscheidende Klausuren in den
Sand setzen. Häufig handelt es sich um Söhne, deren Vätern aufgrund man-
gelnder Förderung das Abitur oder ein Studium nicht möglich waren oder um
Söhne, die die ersten sind, die in der Familie einen akademischen Abschluss
anstreben konnten. In solchen Fällen erhält die unbewusste Schuldthematik
nochmals eine andere „Drehzahl". Ben konnte seine Enttäuschung und seine
Wut auf den Vater und dessen subtilen Neid artikulieren, adressieren und loswerden. Was aber, wenn der eigene Vater an einer Depression erkrankt ist

oder durch einen Unfall früh erwerbsunfähig wurde und dauerhaft versehrt ist? Darf ich mich dann des Lebens freuen? Darf ich das Leben dann trotzdem auskosten, Blinker links und auf die Überholspur wechseln und mir „die Sonne aus dem Hintern scheinen lassen"?

Ja, das darf ich als Sohn! Ich darf es auch, weil die dargestellten Scham- und Schuldgefühle („Es darf mir nicht besser gehen als meinem armen Vater") in den allermeisten Fällen „hausgemacht" sind und im eigenen Kopf entstehen. Es gibt zwar – wie in diesem Buch wiederholt dargestellt – neidische Väter, die der Familie ihre eigene Lebensbilanz, ihre Unzufriedenheit mit dem Leben überstülpen und an dieser auslassen. In den allermeisten Fällen gilt jedoch der Satz: „Mein Sohn soll es einmal besser haben".

Wie erwähnt, hätte ein Verhaltenstherapeut versucht, Ben Techniken zu vermitteln, mit deren Hilfe er seine komischen Gedanken beim Autofahren in den Hintergrund hätte drängen können und wäre mit ihm Aufzug gefahren und auf Hochhäuser und Aussichtsplattformen gestiegen, bis die Höhenangst verschwunden wäre. Als Psychoanalytiker habe ich versucht, mich mit Ben „der „Sinnhaftigkeit" und der Symbolik seiner Symptomatik („der Software") anzunähern. Ohne großes Dazutun kam er hierbei zunächst auf seine Wut, sein „Genervt-sein" und seine Enttäuschung über den „kleinen" Vater zu sprechen und es wurde ihm einfühlbar, welche Facetten seine Beschreibung des Vaters als „einen, der auf dem Boden geblieben ist" hatte. Hiernach habe ich ihm die Kehrseite seiner Wut, seine Scham und seine Schuldgefühle dem Vater gegenüber, gespiegelt. Zwangsläufig kamen wir auch auf die lebenslangen Schuldgefühle seinem lernbehinderten Bruder gegenüber zu sprechen, der es in der Tat immer schwerer hatte als er. Mit den Tränen ringend berichtete Ben weiterhin vom Loyalitäts-Konflikt seinem Vater gegenüber, wenn er heimlich seinen kinderlosen Patenonkel, den humorvollen Metzgermeister, bewunderte (Sie wissen, der mit den „fetten" Autos), der immer zu ihm sagte: „Mensch Jung', mach mal was aus dir, bist doch ein clever' Kerlchen". Wichtig erschien mir auch noch, Ben zu deuten, warum er aus meiner Sicht in seinem bisherigen Leben so viel und so hart gearbeitet und sogar zwei Studiengänge abgeschlossen hat: Einerseits ist er innerlich natürlich angetrieben vom Wunsch, „weiter zu kommen". Andererseits treibt ihn aber auch eine Angst an, dass bei seinem Durchstarten etwas schief gehen könnte, dass die Rechnung am Ende nicht aufgeht, er „fallen" könnte und dass der väterliche Satz „Hochmut kommt vor dem Fall" dann eben doch Gültigkeit hätte.

Wir haben uns natürlich auch Bens Symptomatik zugewandt und hier musste er zunehmend darüber schmunzeln, wie symbolisch und bildhaft diese doch seinen unbewussten Konflikt ausdrückte, wie logisch alles auf einmal erschien und wie „unfair" und „falsch" seine unbewusste Software eigentlich war, indem diese ihn durch die Symptomatik für sein erarbeitetes Lebensglück zu bestrafen versuchte.

Ben konnte sich in der Therapie mit seiner Biografie versöhnen. Sein Ärger auf den Vater verflog zunehmend, auch, weil ihm klar wurde, dass er diesen nicht mehr verändern können würde. Das Verhältnis zwischen Ben und seinem Bruder wurde nochmals herzlicher und „leichter". Ben holte eines Tages mit seinem Sportwagen spontan seinen Patenonkel für einen Tagesausflug an den Nürburgring ab. Beide fuhren je eine Runde auf der „Nordschleife", um zu schauen, was „seine Kiste so draufhat". Viel entscheidender jedoch: Bens Höhenangst und die Zwangsgrübeleien verschwanden vollständig. Sein Leben fühlte sich wieder „leicht" an und er fand darüber hinaus eine bessere Balance zwischen seinem nach wie vor hohen Arbeitspensum und mehr freier Zeit für sich. Drei Jahre nach Ende der Therapie fand ich an einem Montagmorgen in der Praxis eine Nachricht von Ben auf dem Anrufbeantworter vor: Herr Cherdron, gerade lief Peter Fox' „Haus am See" im Radio, das Lied, das Sie mir damals empfohlen hatten, und da musste ich an Sie denken. Es geht mir gut, das wollte ich nur kurz sagen. Meinen Sportwagen habe ich übrigens verkauft, ich brauchte etwas Familientauglicheres."

Weiterführende Literatur, Internetseiten, Foren, Blogs, Podcasts

Ich habe in dieses Buch meine Erfahrung aus mehr als 20 Jahren psychotherapeutischer Praxis eingebracht, ebenso wie mein psychotherapeutisches Wissen, das ich seit fast ebenso langer Zeit als Dozent an verschiedenen psychotherapeutischen Ausbildungsinstituten an Ärzte und Psychologen weitergebe. Ein Buch wie das vorliegende kann und sollte jedoch nicht „im luftleeren Raum" geschrieben werden. Auch andere Autorinnen und Autoren haben sich mit der Thematik „Väter und Söhne" oder mit „Vätern" und mit „Söhnen" befasst und ich selber bin beispielsweise nicht forschend tätig und habe keine wissenschaftlichen Untersuchungen zu diesen Themen durchgeführt. Andere Autorinnen und Autoren haben dies getan oder in ihren Publikationen andere Schwerpunkte als in diesem Buch beleuchtet. Zu Ihrer Anregung und als Dank und Respekt vor den anderen Autorinnen und Autoren, deren Gedanken ebenfalls in dieses Buch eingeflossen sind, nachfolgend als Auswahl einige weitergehende Literatur-Empfehlungen, auf die größtenteils bereits auch in den entsprechenden Kapiteln hingewiesen wurde.

Spezifisch mit der Vater-Sohn-Beziehung befassen sich zwei Bücher: Michael J. Diamonds Buch *Söhne und Väter* beschreibt sehr schön deren „Beziehung im lebenslangen Wandel", so auch der Untertitel dieses Werkes. Die Psychodynamik der Vater-Sohn-Beziehung aus psychoanalytischer Sicht wird ebenfalls im Buch *Sehnsucht nach dem Vater* von Lothar Schon dargestellt, der sich z. B. auch ausführlich mit den Folgen eines Aufwachsens ohne Vater für die Söhne befasst.

© Springer-Verlag GmbH Deutschland, ein Teil von Springer Nature 2020
A. Cherdron, *Väter und ihre Söhne*, https://doi.org/10.1007/978-3-662-60363-5

Die aktuell wohl umfassendste Darstellung von Vaterschaft und von Aspekten der Vaterrolle mit einer Zusammenführung der Ergebnisse der aktuellen Väterforschung findet sich in Inge Seiffge-Krenkes hervorragendem Buch *Väter, Männer und kindliche Entwicklung*. Auch möchte an dieser Stelle auf das, noch erhältliche *GEO WISSEN*-Heft „Väter" hinweisen, das allgemeinverständlich ebenfalls einen guten, auch wissenschaftlichen Überblick über unterschiedliche Aspekte der Vaterrolle vermittelt. 2018 erschien das Buch *The Life of Dad : The Making of the Modern Father* von Anna Machin. Dieses bisher nur in englischer Sprache erhältliche Buch beleuchtet das Vaterleben unterhaltsam und allgemeinverständlich auch unter evolutionsbiologischem und neurobiologischem Blickwinkel.

Aufschlussreiche neuere psychoanalytische Standardliteratur zur Bedeutung des Vaters und zur männlichen Identität sind die zahlreichen Publikationen von Frank Dammasch und die gemeinsamen mit Hans-Geert Metzger herausgegebenen Bücher *Die Bedeutung des Vaters* und *Männliche Identität* (gemeinsam mit Martin Teising) sowie das Buch *Psychoanalyse des Vaters* von Hans-Geert Metzger.

Hans Hopf hat sich in mehreren Büchern sehr intensiv mit dem Seelenleben der Jungen befasst. Eine „Essenz" hieraus findet sich in seinem 2019 erschienen Buch *Jungen verstehen*.

Mit der aktuellen „Krise" der Männlichkeit und von Vätern und Söhnen befassen sich exemplarisch die Bücher von Matthias Franz und André Karger (z. B. in *Neue Männer – Muss das sein?*), Ralf Bönt (*Das entehrte Geschlecht*), Dieter Thomä (*Väter*) und Frank Dammasch (*Jungen in der Krise*).

Nachfolgend eine Literaturliste, die, neben den obigen Erwähnungen, Publikationen enthält, die mir bei der Beschäftigung mit dem Thema „Väter und Söhne" hilfreich und lesenswert erschienen. Daran anschließend – ohne Anspruch auf Vollständigkeit – eine Auswahl von Internetseiten, Foren, Blogs und Podcasts zum Thema „Vaterschaft" und „Väter und Söhne".

Weiterführende Literatur

Brost M, Wefing H (2015) Geht alles gar nicht: Warum wir Kinder, Liebe und Karriere nicht vereinbaren können. Rohwolt Buchverlag, Hamburg

Bucher A (2019) Lebensernte: Psychologie der Großelternschaft. Springer, Berlin/Heidelberg

Chu V (2018) Vaterliebe. Klett-Cotta, Stuttgart

Dammasch F (Hrsg) (2007) Jungen in der Krise, 2., erw. Aufl., Brandes & Apsel, Frankfurt

Dammasch F, Metzger H-G (2012) Die Bedeutung des Vaters. Brandes & Apsel, Frankfurt

Dammasch F, Metzger H-G, Teising M (2009) Männliche Identität. Brandes & Apsel, Frankfurt

Diamond MJ (2010) Söhne und Väter: Eine Beziehung im lebenslangen Wandel. Brandes & Apsel, Frankfurt

Franz M, Karger A (Hrsg) (2011) Neue Männer – muss das sein, 2. Aufl. Vandenhoeck & Ruprecht, Göttingen

Fthenakis W (Hrsg) (2013) Engagierte Vaterschaft, Nachdruck der 1. Aufl. 1999, VS Verlag für Sozialwissenschaften, Opladen

GEO WISSEN (2010) Väter, Nr.46, Gruner + Jahr, Hamburg

Hammer E (2017) Großvater Sein. Klett-Cotta, Stuttgart

Hopf H (2019) Jungen verstehen. Klett-Cotta, Stuttgart

Machin A (2018) The Life of Dad: The Making of the modern Father. Simon & Schuster, London

Metzger H-G (2008) Psychoanalyse des Vaters. Brandes & Aspel

Prinz A (2013) Rebellische Söhne. Beltz & Gelberg, Weinheim

Richter R, Schäfer E (2013) Das Papa-Handbuch. Gräfe & Unzer, München

Rohr R, Fthenakis W (Hrsg) (2011) Vater, Sohn und Männlichkeit: Wie der Mann zum Mann wird, 2. Aufl. Verlagsgemeinschaft topos plus, Kevelaer

Schon L (2010) Sehnsucht nach dem Vater: Zur Psychodynamik der Vater-Sohn-Beziehung. Klett-Cotta, Stuttgart

© Springer-Verlag GmbH Deutschland, ein Teil von Springer Nature 2020
A. Cherdron, *Väter und ihre Söhne*, https://doi.org/10.1007/978-3-662-60363-5

Schwarz-Gerö J (2018) Ein Papa ist keine Mama. Patmos, Eschbach
Seiffge-Krenke I (2016) Väter, Männer und kindliche Entwicklung. Springer, Berlin/
  Heidelberg
Stiehler M, Klotz T (Hrsg) (2007) Männerleben und Gesundheit. Juventa Verlag,
  Weinheim/München
Thomä D (2008) Väter: Eine moderne Heldengeschichte. Hanser, München
Waidhofer E (2018) Jungen stärken. Fischer & Gann, Munderfing

Internetseiten, Blogs, Foren (Auswahl)

http://www.maennerarbeit-ekd.de – Männerarbeit der evangelischen Kirche in
  Deutschland
http://www.trennungsvaeter.de – Berlin-Brandenburger Väterinitiative e. V
http://www.trennungsvaeter.de – Trennungsväter e. V.
http://www.vaeterblog.de – Blog rund ums Vater-Sein
https://bundesforum-maenner.de – Bundesforum Männer in Deutschland
https://kath-maennerarbeit.de – Kirchliche Arbeitsstelle für Männerseelsorge und
  Männerarbeit in den deutschen Diözesen e.V.
https://stateoftheworldsfathers.org – „State of the World's Fathers-Report" 2019, der
  weltweit einzige globale Bericht über die Beteiligung von Vätern an der Erzie-
  hungs- und Betreuungsarbeit
https://uggauggatours.com/vater-und-sohn-reisen/ – Urlaub für Vater und Sohn
https://vaeterangebote.de – Regionale Aktivitäten, Kurse und Netzwerke für Väter
https://vaeteraufbruch.de/index.php?id=startseite – Nachrichten und Veranstaltun-
  gen für Väter
https://www.berlin.de/familie/de/informationen/beratung-von-vaetern-170 – Beratung von Vätern
https://www.bmfsfj.de/bmfsfj/service/publikationen/vaeterreport/112722 – Väterre-
  port, Borschüre des Bundesministeriums für Familie, Senioren, Frauen und Jugend zum Herunterladen
https://www.coaching-zeit.org – Männerarbeit, Vaterschaft
https://www.dmoe-info.at – Dachverband für Männer-, Burschen, und Väterarbeit
  in Österreich
https://www.familienplanung.de/schwangerschaft/vater-werden – Vater werden
https://www.familie-und-tipps.de/Maenner/werdender-Vater.html – Infos und Tipps
  für werdende Väter
https://www.isuv.de – Interessenverband Unterhalt und Familienrecht ISUV/
  VDU e. V.
https://www.maenner.ch – Dachverband Schweizer Männer- und Väter-Orga-
  nisationen
https://www.maennerportal.net – Männerarbeit im deutschsprachigen Raum

https://www.maenners.com/ – Urlaub für Vater und Sohn

https://www.netpapa.de – Informationen rund ums Vater-Sein

https://www.promundoglobal.org – Internationales Netzwerk zur Förderung von Fürsorge und aktiver Vaterschaft

https://www.shell.de/ueber-uns/shell-jugendstudie.html – Die Shell Jugend-Studie 2019 – Wie ticken die 12-25jährigen?

https://www.vaeter.de – Website für den Mann mit Kind des Vereins Väter e.V.

https://www.vaeter-helfen-vaetern.de – Beratungsstelle für gleichberechtigte Elternschaft

https://www.vaeterinitiative-muenchen.de – Väterinitiative für engagierte Elternschaft München e.V.

https://www.vaeter-zeit.de – Vater werden, Vater sein

https://www.vamv.de/vamv-startseite/ Verband alleinerziehender Mütter und Väter e. V.

https://www.vaterfreuden.de – Informationen rund ums Vater-Sein

https://www.vater-kind-urlaub.de/

https://www.vatersein.de – Informationen für Väter

https://www.wir2-bindungstraining.de Bindungstraining für Alleinerziehende

https://fatherhood.global – Hervorragende Seite mit Zusammenfassungen wissenschaftlicher Erkenntnisse der Väterforschung

http://vend-ev.de – Das „Väter-Experten-Netz" ist ein Zusammenschluss von Fachleuten im Themenbereich „Väter"

https://www.daddylicious.de – Tipps und Ratschläge von Vätern für Väter

https://www.newkidandtheblog.de – Unterhaltsamer Vater-Blog

https://www.newdadsontheblog.de – Ebenfalls unterhaltsame Vater-Seite

https://ichbindeinvater.de – Blogs und Podcasts rund um Vaterschaft

Podcasts (Auswahl)

https://echtepapas.podigee.io – Podcast über das Leben als Vater

https://www.eltern.de/podcast/papalapapp-podcast – Podcast vom Vater werden

https://www.kissfm.de/connect/podcasts/jungfrauliche-vaeter/ – Erfahrungen und Ideen rund um die Herausforderung Vaterschaft

https://www.papa-online.com/podcast/ – Informationen zur Vereinbarkeit von Berufstätigkeit und aktiver Vaterschaft

https://www.spiegel.de/thema/drei_vaeter_ein_podcast/ – Drei Väter – ein Podcast

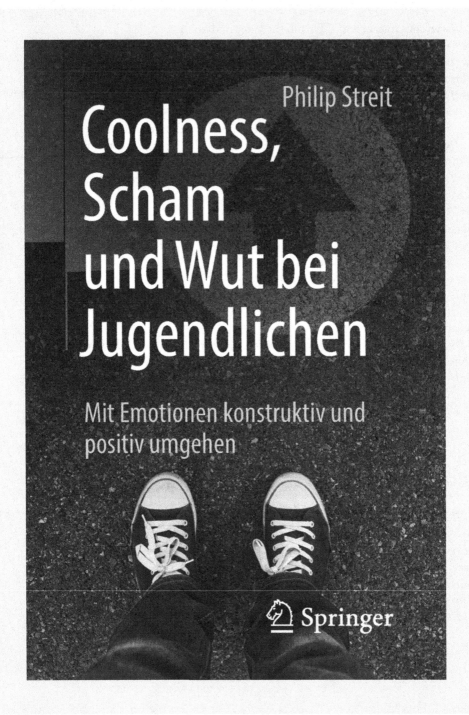

Philip Streit

Coolness, Scham und Wut bei Jugendlichen

Mit Emotionen konstruktiv und positiv umgehen

Springer

Jetzt im Springer-Shop bestellen:

springer.com/978-3-662-56680-0

Printed in the United States
By Bookmasters

Printed in the United States
By Bookmasters